Fruit Infused Water

120 leckere gesunde Rezepte
für Vitamin Wasser mit
Früchten & Kräutern

Erfrischendes Aroma mit Geschmack zum
Selbermachen für
die Karaffe und Trinkflasche mit Früchtebehälter

VITALCARE ACADEMY

Inhaltsverzeichnis

Vorwort

Mineralwasser ist ein gesundes Erfrischungsgetränk, egal, ob sprudelnd, medium oder still. Ihnen ist Mineralwasser zu fad? Dann peppen Sie es doch mit Früchten, Gewürzen oder Gemüse auf. So reichern Sie das Wasser mit Vitaminen und anderen gesunden Inhaltsstoffen an und zaubern eine besondere Geschmacksnote. Sie müssen dazu kein Mineralwasser kaufen, da Sie Leitungswasser verwenden können. Die Qualität des Leitungswassers ist in Deutschland und Österreich gut. Sie sparen sich das lästige Schleppen und können mit wenigen Handgriffen schmackhaftes Wasser bereiten. Die Früchte sehen im Wasser auch noch außerordentlich gut aus.

Mit den Früchten oder Kräutern zaubern Sie nicht nur einen besonderen Geschmack, sondern Sie tragen auch zu mehr Wohlbefinden bei. Sogar beim gesunden Abnehmen kann Ihnen Infused Water helfen. Verschiedene Inhaltsstoffe der Früchte, Kräuter und Gemüse helfen beim Abnehmen. Das Infused Water hat gegenüber Smoothies und Säften eindeutig die Nase vorn.

Viele Menschen trinken zu wenig, gerade bei älteren Menschen besteht die Gefahr, nicht genügend Flüssigkeit aufzunehmen. Mit einigen Tricks können Sie Ihre Flüssigkeitsaufnahme steigern. Das bunte Infused Water wirkt appetitlich und kann Sie zu mehr Trinken animieren. Mit diesem Buch bekommen Sie viele Anregungen, wie Sie mehr aus Wasser machen können. Infused Water ist das Richtige für heiße Sommertage. Sie sollten das Wasser für einige Zeit im Kühlschrank ziehen lassen. Erlaubt ist das, was schmeckt.

Mögen Sie Limetten, können Sie das Wasser mit Limetten anreichern. Vielleicht probieren Sie es auch einmal mit Heidelbeeren oder Himbeeren.

1. Die Vorteile von Infused Water

Infused Water schmeckt nicht nur lecker, sondern es sieht auch richtig gut aus, ist erfrischend und gesund. Die Früchte, Kräuter und Gemüse geben ihre Inhaltsstoffe an das Wasser ab und tragen zu mehr Wohlbefinden bei. Infused Water hat keine Kalorien und hilft Ihnen, auf gesunde und schmackhafte Weise Kalorien zu verbrennen.

Bereiten Sie Infused Water zu, können Sie Leitungswasser verwenden und müssen keine Kisten mit Flaschen schleppen. Die Früchte oder Kräuter verleihen dem Wasser eine ganz besondere Note. Hier können Sie variieren und immer neue Geschmackskombinationen ausprobieren. Sie können von den Früchten nahezu alles verwenden. Auch Deckel von Erdbeeren, die sonst im Abfall landen, können Sie in das Wasser geben. Infused Water können Sie nicht nur zu Hause trinken, sondern auch morgens frisch zubereiten und mit ins Büro nehmen.

Das Wasser sieht appetitlich aus und verleitet zum Trinken. Auch dann, wenn Sie eher zu wenig trinken, bekommen Sie mit dem Infused Water Lust auf Trinken.

Anders als Fruchtsäfte oder Smoothies enthält Infused Water keinen Zucker. Es macht daher nicht dick und unterstützt Sie auch beim Abnehmen. Die Früchte und Kräuter liefern Vitamine, Mineralstoffe und Antioxidantien – alles, was Sie brauchen, um fit und gesund zu sein.

Verschiedene Zutaten wie Gurkenscheiben, Minze oder Ingwer regen den Stoffwechsel an und helfen beim Abnehmen. Noch dazu stärken Sie Ihr Immunsystem.

Infused Water ist eine wunderbare Erfrischung an heißen Sommertagen. Geben Sie noch Eiswürfel dazu, sorgen Sie für zusätzliche Kühlung.

Die Früchte oder das Gemüse können Sie verzehren, doch können Sie sie auch bis zu dreimal wiederverwenden und mit Wasser aufgießen.

2. Tipps und Tricks für eine ausreichende Flüssigkeitszufuhr für den Alltag

Viele Menschen, vor allem ältere, trinken zu wenig. Das kann zu großen gesundheitlichen Problemen führen. Flüssigkeitsverluste können besonders an heißen Tagen gravierende Folgen haben. Mit einigen Tricks können Sie die Flüssigkeitszufuhr erhöhen. Sie sollten täglich eineinhalb bis drei Liter trinken. Alkoholische Getränke und Kaffee zählen nicht. Der Flüssigkeitsbedarf hängt auch von der Außentemperatur, von der körperlichen Belastung und vom Alter ab. Bei Fieber oder Durchfall benötigen Sie ebenfalls mehr Flüssigkeit.

Sie sollten bereits am Morgen, gleich nach dem Aufstehen, trinken. Der Körper verliert in der Nacht viel Flüssigkeit. Viele Menschen wachen daher am Morgen mit einem starken Durstgefühl auf. Sie sollten dieses Defizit ausgleichen und nach dem Aufstehen genügend trinken. Ein großes Glas Wasser ist geeignet. Sie können bereits mit Infused Water in den Tag starten. Auch vor und nach jeder Mahlzeit sollten Sie trinken.

Bei der Arbeit und beim Sport sollten Sie das Trinken nicht vergessen. Infused Water ist das ideale Getränk. Am Arbeitsplatz sollten Sie einen Krug mit Infused Water bereitstellen, um immer an das Trinken erinnert zu werden. Zu Hause sollten Sie in allen Räumen Getränke stationieren, ans Trinken zu denken.

Infused Water können Sie attraktiv in Glaskrügen zubereiten. Es wirkt verlockend und lädt dazu ein, getrunken zu werden. Die bunten Früchte, Kräuter oder Gemüse bieten eine tolle Optik.

Viele Argumente sprechen für das Trinken. Mit Infused Water tragen Sie zu einem besseren Hautbild bei, Sie nehmen ab und beugen Verstopfungen vor.

Sie sollten allerdings das Trinken auch nicht übertreiben. Trinken Sie zu viel, werden Herz und Nieren stark belastet, was sich negativ auf die Gesundheit auswirkt.

3. Erfrischende Infused Water Rezepte mit Früchten und Gemüse

Früchte und Gemüse in Kombination – warum soll das nicht schmecken? Bei den erfrischenden Varianten für Infused Water können Sie nur Früchte, nur Gemüse oder beides verwenden. Die nachfolgenden Rezepte sind eine Anregung, doch können Sie sie auch nach Belieben abwandeln, indem Sie Zutaten weglassen oder weitere Zutaten verwenden.

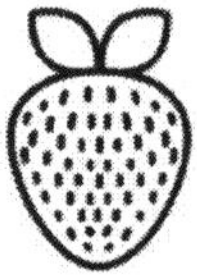

3.1 Erdbeer-Zitrone-Basilikum-Wasser

Für 1 Liter Wasser
Zubereitungszeit:
10 Minuten
Schwierigkeitsgrad: leicht

Zutaten:

12 bis 15 Erdbeeren
1 unbehandelte Zitrone
Einige Basilikum-Stängel
Wasser

Zubereitung:

1. Erdbeeren putzen und vierteln. Zitrone in Scheiben schneiden.
2. Alle Zutaten in einem Krug geben und mit Wasser auffüllen. Mindestens vier Stunden kühlen.

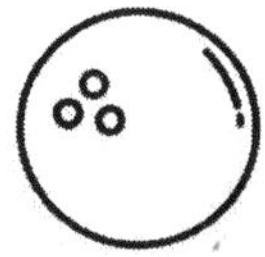

3.2 Orange-Zitrone-Gurken-Wasser mit Minze

Für 1 Liter Wasser
Zubereitungszeit:
10 Minuten
Schwierigkeitsgrad: leicht

Zutaten:

1 unbehandelte Zitrone
1 unbehandelte Orange
½ Salatgurke
Einige Stängel Minze
Wasser

Zubereitung:

1. Zitrone, Orange und Gurke waschen und in Scheiben schneiden.
2. Obst und Gurke zusammen mit der Gurke dekorativ in einen Krug schichten und mit Wasser auffüllen. Mindestens vier Stunden ziehen lassen.

3.3 Gurke-Heidelbeer-Basilikum-Wasser

Für 1 Liter Wasser
Zubereitungszeit:
10 Minuten
Schwierigkeitsgrad: leicht

Zutaten:

½ Salatgurke
Eine Handvoll Heidelbeeren
Einige Stängel Basilikum
Wasser

Zubereitung:

1. Heidelbeeren und Gurke waschen. Gurke in Scheiben schneiden.
2. Alle Zutaten in eine Kanne geben und mit Wasser auffüllen. Mindestens vier Stunden ziehen lassen.

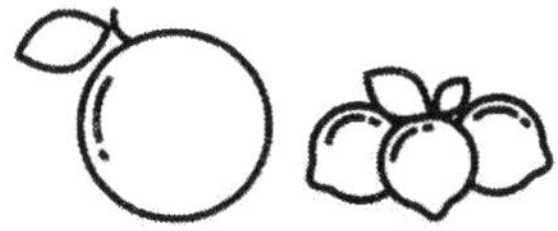

3.4 Orange-Blaubeer-Drink mit Gurke

Für 1 Liter Wasser
Zubereitungszeit:
10 Minuten
Schwierigkeitsgrad: leicht

Zutaten:

1 unbehandelte Orange
Eine Handvoll Blaubeeren
½ Salatgurke
Wasser

Zubereitung:

1. Orange, Gurke und Heidelbeeren waschen. Orange und Gurke in Scheiben schneiden.
2. Zusammen mit den Blaubeeren in eine Kanne schichten und mit Wasser auffüllen. Mindestens vier Stunden ziehen lassen.

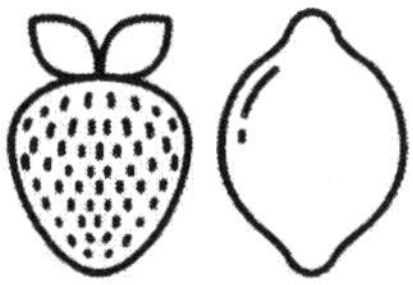

3.5 Erdbeer-Zitrone-Gurken-Drink

Für 1 Liter Wasser
Zubereitungszeit:
10 Minuten
Schwierigkeitsgrad: leicht

Zutaten:

12 bis 15 Erdbeeren
1 unbehandelte Zitrone
½ Salatgurke
Wasser

Zubereitung:

1. Erdbeeren, Zitrone und Gurke waschen. Erdbeeren vierteln, Gurke und Zitrone in Scheiben schneiden.

2. Alles in eine Kanne schichten und mit Wasser auffüllen. Mindestens vier Stunden ziehen lassen.

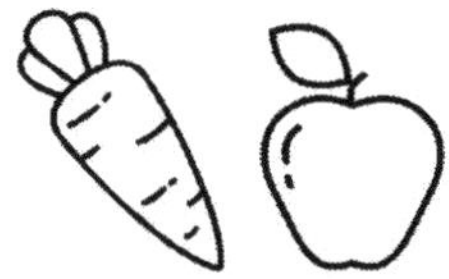

3.6 Möhre-Apfel-Ingwer-Wasser

Für 1 Liter Wasser
Zubereitungszeit:
10 Minuten
Schwierigkeitsgrad: leicht

Zutaten:

1 mittelgroße Möhre
1 mittelgroßer Apfel
2 Scheiben Ingwer
1 Scheibe Zitrone
Wasser

Zubereitung:

1. Apfel und Möhre in Scheiben schneiden.

2. Zusammen mit den Ingwer- und Zitronenscheiben in einen Krug geben und mit Wasser auffüllen. Mindestens sechs Stunden ziehen lassen.

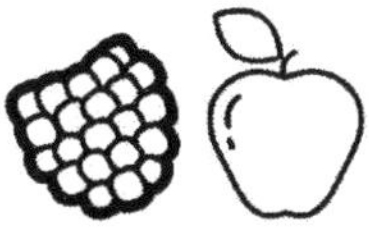

3.7 Himbeer-Apfel-Pitahaya-Wasser

Für 1 Liter Wasser
Zubereitungszeit:
10 Minuten
Schwierigkeitsgrad: leicht

Zutaten:

1 Handvoll Himbeeren
1 Apfel
1 Pitahaya
Wasser

Zubereitung:

1. Apfel und Pitahaya in Scheiben schneiden.
2. Mit den Himbeeren in einen Krug geben und mit Wasser auffüllen. Mindestens sechs Stunden ziehen lassen.

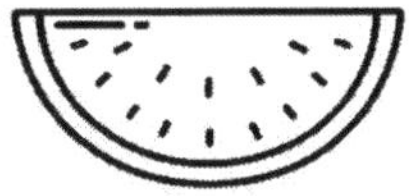

3.8 Melonenwasser

Für 1 Liter Wasser
Zubereitungszeit:
10 Minuten
Schwierigkeitsgrad: leicht

Zutaten:

1 kleines Stück Wassermelone
1 kleines Stück Cantaloupe-Melone
1 kleines Stück Honigmelone
Wasser

Zubereitung:

1. Aus den Melonenstücken mit dem Kugelstecher Kugeln ausstechen und in einen Krug geben.
2. Mit Wasser auffüllen. Mindestens sechs Stunden ziehen lassen.

3.9 Kiwi-Johannisbeer-Wasser mit Zitronenmelisse

Für 1 Liter Wasser
Zubereitungszeit:
10 Minuten
Schwierigkeitsgrad: leicht

Zutaten:

2 Kiwi
1 Handvoll rote Johannisbeeren
Einige Stängel Zitronenmelisse
Wasser

Zubereitung:

1. Kiwi in Scheiben schneiden.
2. Zusammen mit den übrigen Zutaten in einen Krug geben und mit Wasser auffüllen. Mindestens zehn Stunden ziehen lassen.

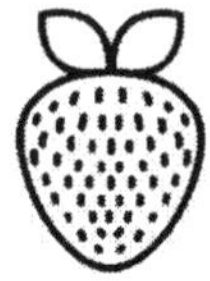

3.10 Erdbeer-Heidelbeer-Pitahaya-Wasser

Für 1 Liter Wasser
Zubereitungszeit:
10 Minuten
Schwierigkeitsgrad: leicht

Zutaten:

12 bis 15 Erdbeeren
1 Pitahaya
1 Handvoll Heidelbeeren
Wasser

Zubereitung:

1. Erdbeeren vierteln, Pitahaya in Scheiben schneiden.
2. Zusammen mit den Heidelbeeren in einen Krug schichten und mit Wasser auffüllen. Mindestens vier Stunden ziehen lassen.

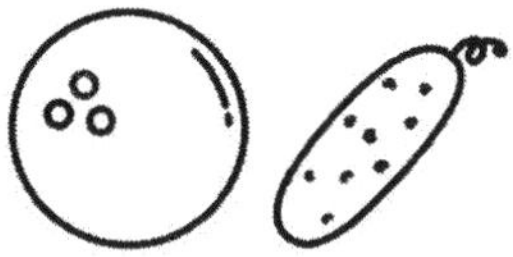

3.11 Grapefruit-Gurken-Drink

Für 1 Liter Wasser
Zubereitungszeit:
10 Minuten
Schwierigkeitsgrad: leicht

Zutaten:

1 kleine rosa Grapefruit
½ Salatgurke
Wasser

Zubereitung:

1. Gurke und Grapefruit in sehr dünne Scheiben schneiden und in eine Kanne schichten.

2. Mit Wasser auffüllen. Mindestens vier Stunden ziehen lassen.

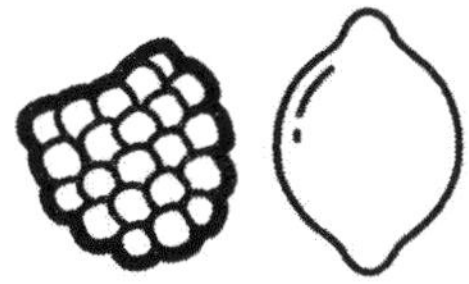

3.12 Himbeer-Limetten-Gurken-Wasser

Für 1 Liter Wasser
Zubereitungszeit:
10 Minuten
Schwierigkeitsgrad: leicht

Zutaten:

1 Handvoll Himbeeren
2 Limetten
½ Salatgurke
Wasser

Zubereitung:

1. Limetten und Gurke in Scheiben schneiden.

2. Mit den Himbeeren in einen Krug schichten und mit Wasser auffüllen. Mindestens vier Stunden ziehen lassen.

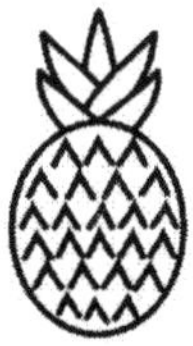

3.13 Ananas-Erdbeer-Limetten-Drink

Für 1 Liter Wasser
Zubereitungszeit:
10 Minuten
Schwierigkeitsgrad: leicht

Zutaten:

¼ Ananas
15 Erdbeeren
1 Limette
Wasser

Zubereitung:

1. Ananas in Stücke schneiden. Erdbeeren vierteln. Limette in Scheiben schneiden.
2. Früchte in eine Kanne geben und mit Wasser auffüllen. Mindestens vier Stunden ziehen lassen.

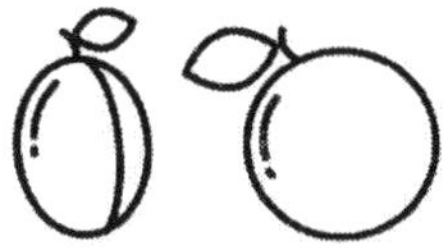

3.14 Mango-Orangen-Wasser

Für 2 Liter Wasser
Zubereitungszeit:
10 Minuten
Schwierigkeitsgrad: leicht

Zutaten:

1 Mango
1 Orange
Wasser

Zubereitung:

1. Mango vom Kern lösen und in Scheiben schneiden. Orange in Scheiben schneiden.
2. Früchte in eine Kanne geben und mit Wasser auffüllen. Mindestens vier Stunden ziehen lassen.

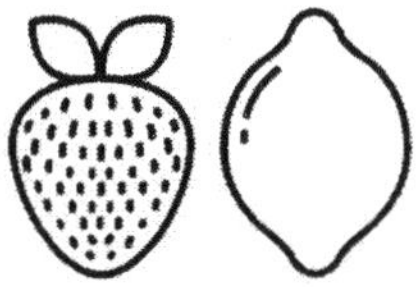

3.15 Erdbeer-Zitronen-Wasser mit Minze

Für 1 Liter Wasser
Zubereitungszeit:
10 Minuten
Schwierigkeitsgrad: leicht

Zutaten:

15 Erdbeeren
1 unbehandelte Zitrone
Einige Stängel Minze
Wasser

Zubereitung:

1. Erdbeeren vierteln, Zitrone in Scheiben schneiden.
2. Zusammen mit der Minze in einen Krug geben und mit Wasser auffüllen. Mindestens vier Stunden ziehen lassen.

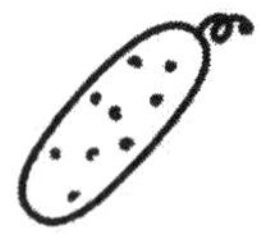

3.16 Gurkenwasser mit Basilikum

Für 1 Liter Wasser
Zubereitungszeit:
10 Minuten
Schwierigkeitsgrad: leicht

Zutaten:

½ Salatgurke
Einige Stängel Basilikum
Wasser

Zubereitung:

1. Gurke in Scheiben schneiden und zusammen mit dem Basilikum in eine Kanne geben.
2. Mit Wasser auffüllen. Mindestens vier Stunden ziehen lassen.

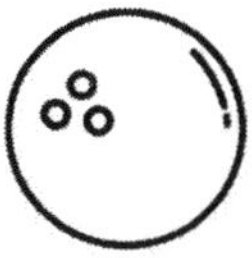

3.17 Grapefruit-Orangen-Wasser mit Gurke

Für 2 Liter Wasser
Zubereitungszeit:
10 Minuten
Schwierigkeitsgrad: leicht

Zutaten:

1 rosa Grapefruit
1 Orange
1 Salatgurke
Wasser

Zubereitung:

1. Grapefruit, Gurke und Orange in Scheiben schneiden und dekorativ in einen Krug schichten.
2. Mit Wasser auffüllen. Mindestens vier Stunden ziehen lassen.

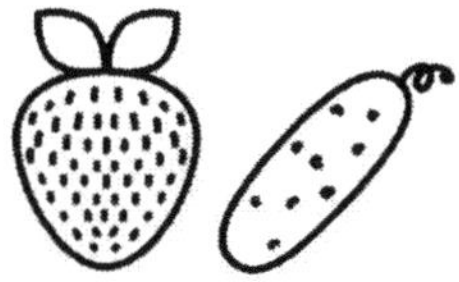

3.18 Erdbeer-Kiwi-Gurken-Drink

Für 1 Liter Wasser
Zubereitungszeit:
10 Minuten
Schwierigkeitsgrad: leicht

Zutaten:

15 Erdbeeren
2 Kiwi
½ Salatgurke
Wasser

Zubereitung:

1. Erdbeeren vierteln, Kiwi und Gurke in Scheiben schneiden.
2. Früchte in eine Kanne geben und mit Wasser auffüllen. Mindestens sechs Stunden ziehen lassen.

3.19 Ananas-Zitrone-Granatapfel-Drink

Für 1 Liter Wasser
Zubereitungszeit:
10 Minuten
Schwierigkeitsgrad: leicht

Zutaten:

¼ Ananas
1 unbehandelte Zitrone
1 Granatapfel
Wasser

Zubereitung:

1. Ananas in Stücke, Zitrone in Scheiben schneiden. Kerne aus dem Granatapfel kratzen und zusammen mit Ananas und Zitrone in einen Krug geben.
2. Mit Wasser auffüllen. Mindestens sechs Stunden ziehen lassen.

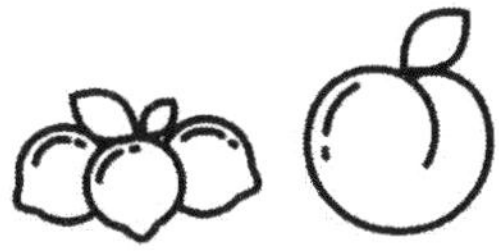

3.20 Brombeer-Erdbeer-Pfirsich-Drink

Für 1 Liter Wasser
Zubereitungszeit:
10 Minuten
Schwierigkeitsgrad: leicht

Zutaten:

1 Handvoll Brombeeren
15 Erdbeeren
2 Pfirsiche
Wasser

Zubereitung:

1. Erdbeeren vierteln. Pfirsiche vom Kern lösen und in Scheiben schneiden.
2. Früchte in einen Krug geben und mit Wasser auffüllen. Mindestens sechs Stunden ziehen lassen.

3.21 Beerenwasser

Für 1 Liter Wasser
Zubereitungszeit:
10 Minuten
Schwierigkeitsgrad: leicht

Zutaten:

10 Erdbeeren
1 Handvoll Himbeeren
1 Handvoll Brombeeren
1 Handvoll Heidelbeeren
Wasser

Zubereitung:

1. Erdbeeren vierteln.
2. Zusammen mit den anderen Beeren in einen Krug schichten und mit Wasser auffüllen. Mindestens sechs Stunden ziehen lassen.

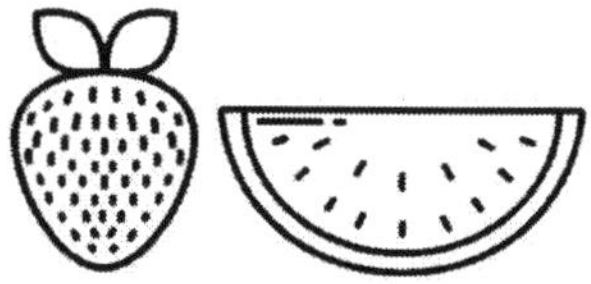

3.22 Erdbeer-Melonen-Wasser

Für 1 Liter Wasser
Zubereitungszeit:
10 Minuten
Schwierigkeitsgrad: leicht

Zutaten:

15 Erdbeeren
1 kleines Stück Wassermelone
Wasser

Zubereitung:

1. Erdbeeren vierteln. Mit dem Kugelstecher aus der Wassermelone Kugeln stechen.
2. Erdbeeren und Wassermelone in einen Krug geben und mit Wasser auffüllen. Mindestens vier Stunden ziehen lassen.

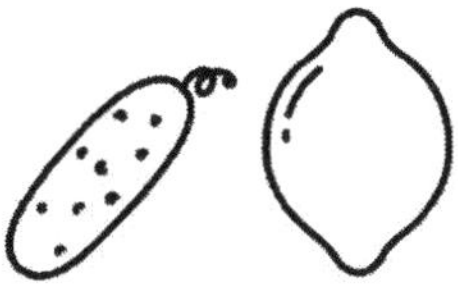

3.23 Gurken-Limetten-Kiwi-Wasser

Für 1 Liter Wasser
Zubereitungszeit:
10 Minuten
Schwierigkeitsgrad: leicht

Zutaten:

½ Salatgurke
2 Limetten
2 Kiwi
Wasser

Zubereitung:

1. Gurke, Limetten und Kiwi in Scheiben schneiden und in einen Krug füllen.

2. Mit Wasser auffüllen und mindestens vier Stunden ziehen lassen.

3.24 Ananas-Kiwi-Drink mit Peperoni

Für 1 Liter Wasser
Zubereitungszeit:
10 Minuten
Schwierigkeitsgrad: leicht

Zutaten:

¼ Ananas
2 Kiwi
1 Peperoni
Wasser

Zubereitung:

1. Ananas in Stücke, Kiwi und Peperoni in Scheiben schneiden.

2. Alles in einen Krug geben und mit Wasser auffüllen. Mindestens vier Stunden ziehen lassen.

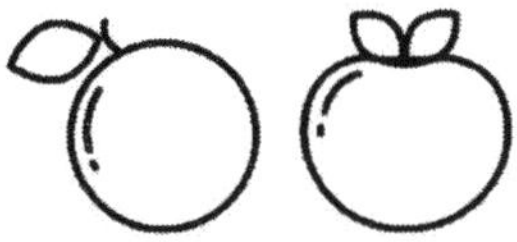

3.25 Orangen-Tomaten-Drink

Für 1 Liter Wasser
Zubereitungszeit:
10 Minuten
Schwierigkeitsgrad: leicht

Zutaten:

1 Orange
2 mittelgroße Tomaten
Einige Stängel Basilikum
Wasser

Zubereitung:

1. Von den Tomaten den Stielansatz entfernen.
2. Tomaten und Orangen in Scheiben schneiden und mit dem Basilikum in einen Krug geben. Mit Wasser auffüllen und mindestens vier Stunden ziehen lassen.

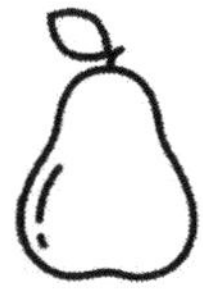

3.26 Sternfrucht-Birnen-Drink mit Gurke

Für 1 Liter Wasser
Zubereitungszeit:
10 Minuten
Schwierigkeitsgrad: leicht

Zutaten:

1 Sternfrucht
1 größere Birne
½ Salatgurke
Wasser

Zubereitung:

1. Sternfrucht, Birne und Gurke in Scheiben schneiden.
2. In einen Krug geben und mit Wasser auffüllen. Mindestens sechs Stunden ziehen lassen.

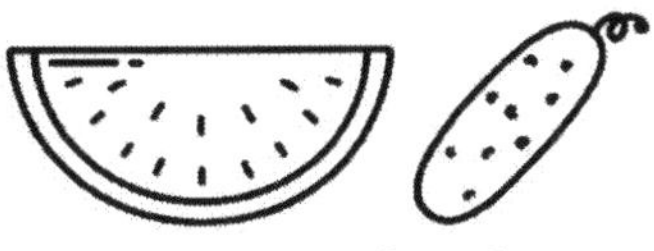

3.27 Kiwi-Honigmelonen-Gurken-Drink

Für 1 Liter Wasser
Zubereitungszeit:
10 Minuten
Schwierigkeitsgrad: leicht

Zutaten:

2 Kiwi
1 kleines Stück Honigmelone
½ Salatgurke
Wasser

Zubereitung:

1. Kiwi und Gurke in Scheiben schneiden. Aus der Honigmelone mit dem Kugelstecher Kugeln stechen.
2. Alle Zutaten in eine Kanne geben und mit Wasser auffüllen. Mindestens vier Stunden ziehen lassen.

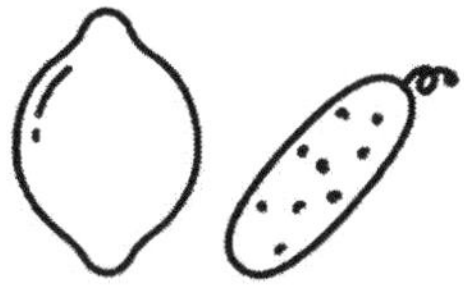

3.28 Zitronen-Gurken-Wasser

Für 1 Liter Wasser
Zubereitungszeit:
10 Minuten
Schwierigkeitsgrad: leicht

Zutaten:

2 unbehandelte Zitronen
½ Salatgurke
Wasser

Zubereitung:

1. Zitronen und Gurke in Scheiben schneiden und in einen Krug schichten.
2. Mit Wasser auffüllen. Mindestens vier Stunden ziehen lassen.

3.29 Apfel-Zimt-Drink

Für 1 Liter Wasser
Zubereitungszeit:
10 Minuten
Schwierigkeitsgrad: leicht

Zutaten:

2 säuerlicher Äpfel
2 Zimtstangen
Wasser

Zubereitung:

1. Äpfel in Scheiben schneiden und mit den Zimtstangen in eine Kanne geben.
2. Wasser auffüllen und mindestens sechs Stunden ziehen lassen.

3.30 Exotisch-scharfes Infused Water mit Mango und Ingwer

Für 1 Liter Wasser
Zubereitungszeit:
10 Minuten
Schwierigkeitsgrad: leicht

Zutaten:

1 reife Mango
3 Scheiben Ingwer
Wasser

Zubereitung:

1. Mango vom Kern lösen und in Scheiben schneiden.
2. Zusammen mit dem Ingwer in einen Krug geben und mit Wasser auffüllen. Mindestens sechs Stunden ziehen lassen.

4. Erfrischende Infused Water Rezepte mit Kräutern

Kräuter geben vielen Gerichten erst die richtige Würze – warum sollen sie nicht auch für Infused Water verwendet werden. Früchte, aber auch Gemüse entfalten mit Kräutern ihren Geschmack. Das Wasser bekommt eine leicht würzige Note.

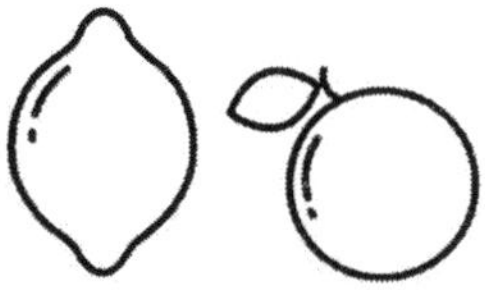

4.1 Limetten-Orangen-Wasser mit Minze

Für 1 Liter Wasser
Zubereitungszeit:
10 Minuten
Schwierigkeitsgrad: leicht

Zutaten:

2 Limetten
1 Orange
1 Handvoll Minzeblätter
Wasser

Zubereitung:

1. Limetten und Orangen in Scheiben schneiden und zusammen mit der Minze in einen Krug geben.
2. Mit Wasser auffüllen und mindestens vier Stunden ziehen lassen.

4.2 Blaubeer-Basilikum-Wasser

Für 1 Liter Wasser
Zubereitungszeit:
10 Minuten
Schwierigkeitsgrad: leicht

Zutaten:

1 Handvoll Blaubeeren
Einige Stängel Basilikum
Wasser

Zubereitung:

1. Blaubeeren und Basilikum in einen Krug geben.
2. Mit Wasser auffüllen. Mindestens acht Stunden ziehen lassen.

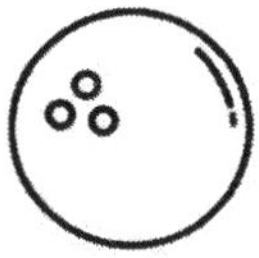

4.3 Grapefruit-Rosmarin-Wasser

Für 1 Liter Wasser
Zubereitungszeit:
10 Minuten
Schwierigkeitsgrad: leicht

Zutaten:

1 rosa Grapefruit
1 Stängel Rosmarin
Wasser

Zubereitung:

1. Grapefruit in dünne Scheiben schneiden und mit dem Rosmarin in einen Krug geben.
2. Mit Wasser auffüllen und mindestens vier Stunden ziehen lassen.

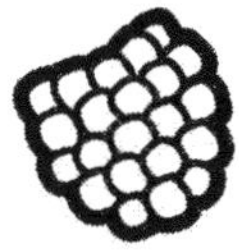

4.4 Himbeerwasser mit Rosmarin

Für 1 Liter Wasser
Zubereitungszeit:
10 Minuten
Schwierigkeitsgrad: leicht

Zutaten:

1 Handvoll Himbeeren
1 Stängel Rosmarin
Wasser

Zubereitung:

1. Himbeeren und Rosmarin in einen Krug geben.
2. Mit Wasser auffüllen. Mindestens vier Stunden ziehen lassen.

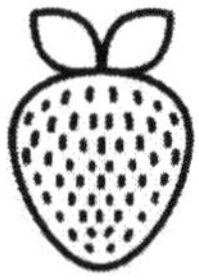

4.5 Erdbeer-Thymian-Wasser

Für 1 Liter Wasser
Zubereitungszeit:
10 Minuten
Schwierigkeitsgrad: leicht

Zutaten:

15 Erdbeeren
Einige Zweige Thymian
Wasser

Zubereitung:

1. Erdbeeren vierteln und mit dem Thymian in eine Kanne geben.

2. Mit Wasser auffüllen und mindestens vier Stunden kühlen.

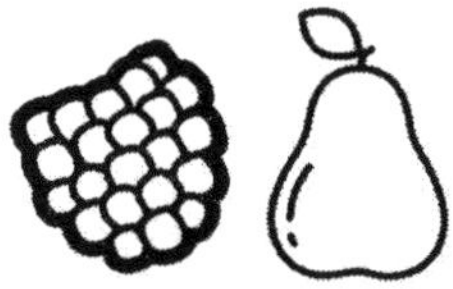

4.6 Himbeer-Birnen-Wasser mit Rosmarin

Für 1 Liter Wasser
Zubereitungszeit:
10 Minuten
Schwierigkeitsgrad: leicht

Zutaten:

1 Handvoll Himbeeren
1 Birne
1 Stängel Rosmarin
Wasser

Zubereitung:

1. Birne in dünne Scheiben schneiden und zusammen mit Himbeeren und Rosmarin in eine Kanne geben.

2. Mit Wasser auffüllen und mindestens vier Stunden ziehen lassen.

4.7 Beerenwasser mit Basilikum

Für 1 Liter Wasser
Zubereitungszeit:
10 Minuten
Schwierigkeitsgrad: leicht

Zutaten:

1 Handvoll Heidelbeeren
1 Handvoll Himbeeren
1 Handvoll Brombeeren
1 Handvoll Basilikumblätter
Wasser

Zubereitung:

1. Die Beeren und das Basilikum in einen Krug geben.
2. Mit Wasser auffüllen und mindestens sechs Stunden kühlen.

4.8 Orangen-Heidelbeer-Limetten-Wasser mit Minze

Für 1 Liter Wasser
Zubereitungszeit:
10 Minuten
Schwierigkeitsgrad: leicht

Zutaten:

1 Orange
1 Handvoll Heidelbeeren
1 Limette
Einige Minzeblättchen
Wasser

Zubereitung:

1. Orange und Limette in Scheiben schneiden und zusammen mit Heidelbeeren und Minzeblättern in eine Kanne geben.
2. Mit Wasser auffüllen und mindestens vier Stunden kühlen.

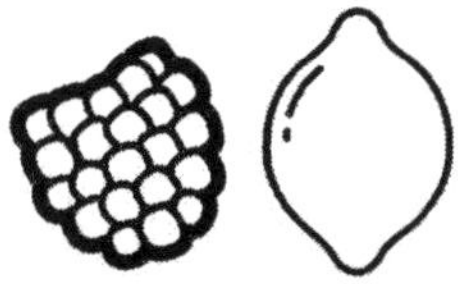

4.9 Himbeer-Zitronen-Wasser mit Ingwer und Minze

Für 1 Liter Wasser
Zubereitungszeit:
10 Minuten
Schwierigkeitsgrad: leicht

Zutaten:

1 Handvoll Himbeeren
1 Zitrone
2 Scheiben Ingwer
Einige Minzeblättchen
Wasser

Zubereitung:

1. Zitrone in Scheiben schneiden.

2. Zusammen mit den übrigen Zutaten in einen Krug geben und mit Wasser auffüllen. Mindestens vier Stunden kühlen.

4.10 Blaubeer-Lavendel-Wasser

Für 1 Liter Wasser
Zubereitungszeit:
10 Minuten
Schwierigkeitsgrad: leicht

Zutaten:

1 Handvoll Blaubeeren
Einige Stängel Lavendel mit Blüten
Wasser

Zubereitung:

1. Heidelbeeren und Lavendel in eine Kanne geben.

2. Mit Wasser auffüllen und mindestens sechs Stunden ziehen lassen.

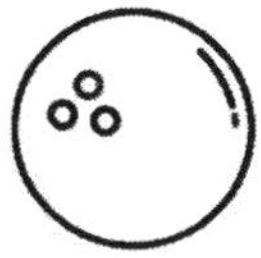

4.11 Grapefruit-Orangen-Wasser mit Minze

Für 2 Liter Wasser
Zubereitungszeit:
10 Minuten
Schwierigkeitsgrad: leicht

Zutaten:

1 rosa Grapefruit
1 Orange
Einige Stängel Minze
Wasser

Zubereitung:

1. Grapefruit und Orange in feine Scheiben schneiden und zusammen mit der Minze in einen Krug füllen.
2. Mit Wasser auffüllen und mindestens vier Stunden kühlen.

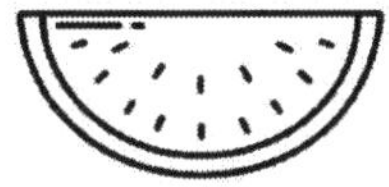

4.12 Wassermelonen-Wasser mit Rosmarin

Für 1 Liter Wasser
Zubereitungszeit:
10 Minuten
Schwierigkeitsgrad: leicht

Zutaten:

1 kleines Stück Wassermelone
1 Stängel Rosmarin
Wasser

Zubereitung:

1. Wassermelone in kleine Stückchen schneiden oder mit dem Kugelstecher Kugeln ausstechen.
2. Mit dem Rosmarin in einen Krug geben und mit Wasser auffüllen. Mindestens vier Stunden kühlen.

4.13 Brombeer-Salbei-Wasser

Für 1 Liter Wasser
Zubereitungszeit:
10 Minuten
Schwierigkeitsgrad: leicht

Zutaten:

1 Handvoll Brombeeren
Einige Salbeiblätter
Wasser

Zubereitung:

1. Brombeeren und Salbeiblätter in einen Krug geben.

2. Mit Wasser auffüllen und mindestens sechs Stunden kühlen.

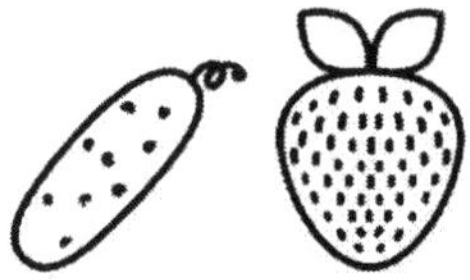

4.14 Gurken-Erdbeer-Wasser mit Thymian

Für 1 Liter Wasser
Zubereitungszeit:
10 Minuten
Schwierigkeitsgrad: leicht

Zutaten:

½ Salatgurke
15 Erdbeeren
Einige Zweige Thymian
Wasser

Zubereitung:

1. Gurke in dünne Scheiben schneiden, Erdbeeren vierteln.

2. Gurkenscheiben und Erdbeeren mit dem Thymian dekorativ in einem Krug arrangieren und mit Wasser auffüllen. Mindestens vier Stunden kühlen.

4.15 Ananas-Heidelbeer-Wasser mit Rosmarin

Für 1 Liter Wasser
Zubereitungszeit:
10 Minuten
Schwierigkeitsgrad: leicht

Zutaten:

¼ Ananas
1 Handvoll Heidelbeeren
1 Stängel Rosmarin
Wasser

Zubereitung:

1. Ananas in kleine Stücke schneiden und zusammen mit Heidelbeeren und Rosmarin in einen Krug geben.
2. Mit Wasser auffüllen und mindestens sechs Stunden kühlen.

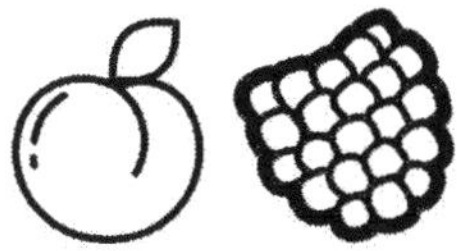

4.16 Pfirsich-Himbeer-Wasser mit Rosmarin

Für 1 Liter Wasser
Zubereitungszeit:
10 Minuten
Schwierigkeitsgrad: leicht

Zutaten:

2 Pfirsiche
1 Handvoll Himbeeren
1 Stängel Rosmarin
Wasser

Zubereitung:

1. Pfirsiche vom Stein lösen und in dünne Scheiben schneiden.
2. Zusammen mit Himbeeren und Rosmarin in einen Krug geben und mit Wasser auffüllen. Mindestens sechs Stunden ziehen lassen.

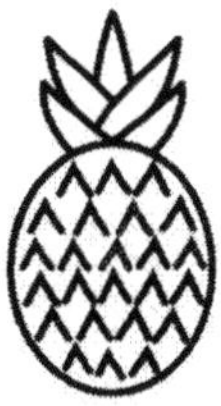

4.17 Mango-Ananas-Drink mit Zitronenmelisse

Für 1 Liter Wasser
Zubereitungszeit:
10 Minuten
Schwierigkeitsgrad: leicht

Zutaten:

1 reife Mango
¼ Ananas
1 Handvoll
Zitronenmelisse-Blätter
Wasser

Zubereitung:

1. Mango vom Kern lösen und in Scheiben schneiden. Ananas in kleine Stücke schneiden. Mango, Ananas und Zitronenmelisse in einen Krug geben.

2. Mit Wasser auffüllen. Mindestens sechs Stunden kühlen.

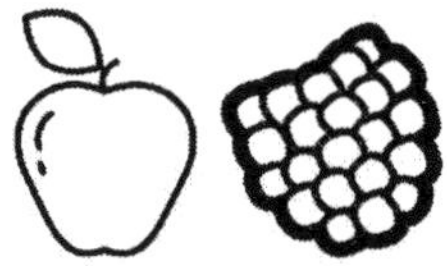

4.18 Apfel-Himbeer-Drink mit Rosmarin

Für 1 Liter Wasser
Zubereitungszeit:
10 Minuten
Schwierigkeitsgrad: leicht

Zutaten:

1 säuerlicher Apfel
1 Handvoll Himbeeren
1 Stängel Rosmarin
Wasser

Zubereitung:

1. Apfel in Scheiben schneiden und zusammen mit den Himbeeren und dem Rosmarin in einen Krug geben.

2. Mit Wasser auffüllen und mindestens sechs Stunden ziehen lassen.

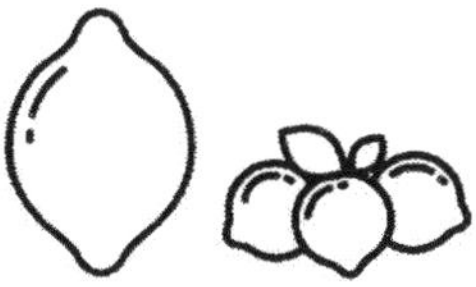

4.19 Zitronen-Blaubeer-Wasser mit Lavendel

Für 1 Liter Wasser
Zubereitungszeit:
10 Minuten
Schwierigkeitsgrad: leicht

Zutaten:

1 unbehandelte Zitrone
1 Handvoll Blaubeeren
Einige Zweige Lavendel mit Blüten
Wasser

Zubereitung:

1. Zitrone in dünne Scheiben schneiden und zusammen mit Blaubeeren und Lavendel attraktiv in einem Krug arrangieren.
2. Mit Wasser auffüllen und mindestens vier Stunden kühlen.

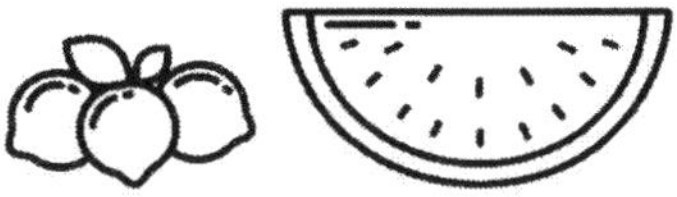

4.20 Blaubeer-Wassermelonen-Erdbeer-Drink mit Basilikum

Für 1 Liter Wasser
Zubereitungszeit:
10 Minuten
Schwierigkeitsgrad: leicht

Zutaten:

1 Handvoll Blaubeeren
1 kleines Stück Wassermelone
10 Erdbeeren
Einige Stängel Basilikum
Wasser

Zubereitung:

1. Aus der Wassermelone mit dem Kugelstecher Kugeln ausstechen. Erdbeeren vierteln.
2. Früchte und Basilikum in einen Krug geben und mit Wasser auffüllen. Mindestens sechs Stunden kühlen.

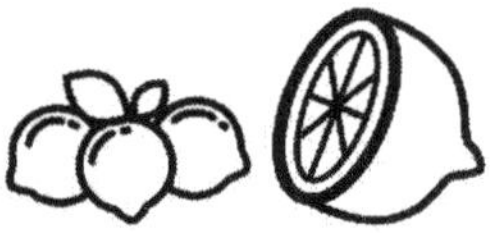

4.21 Blaubeer-Minze-Wasser mit Zitrone

Für 1 Liter Wasser
Zubereitungszeit:
10 Minuten
Schwierigkeitsgrad: leicht

Zutaten:

1 Handvoll Blaubeeren
1 Handvoll Minzeblätter
1 unbehandelte Zitrone
Wasser

Zubereitung:

1. Zitrone in dünne Scheiben schneiden und zusammen mit Blaubeeren und Minze in einen Krug füllen.

2. Wasser dazugeben und mindestens sechs Stunden ziehen lassen.

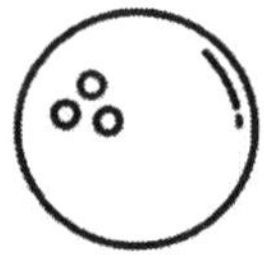

4.22 Blutorange-Limette-Basilikum-Wasser

Für 1 Liter Wasser
Zubereitungszeit:
10 Minuten
Schwierigkeitsgrad: leicht

Zutaten:

1 Blutorange
2 Limetten
Einige Stängel Basilikum
Wasser

Zubereitung:

1. Blutorange und Limetten in feine Scheiben schneiden und dekorativ mit der Minze in einer Kanne arrangieren.

2. Mit Wasser auffüllen und mindestens vier Stunden kühlen.

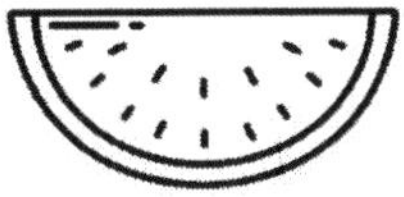

4.23 Honigmelonen-Basilikum-Wasser

Für 1 Liter Wasser
Zubereitungszeit:
10 Minuten
Schwierigkeitsgrad: leicht

Zutaten:

¼ Honigmelone
1 Handvoll Basilikumblätter
Wasser

Zubereitung:

1. Honigmelone in kleine Stücke schneiden oder mit dem Kugelstecher kleine Kugeln ausstechen.

2. Melone und Basilikum in einen Krug geben und mit Wasser auffüllen. Mindestens sechs Stunden kühlen.

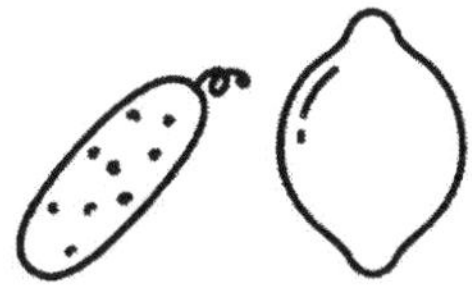

4.24 Gurken-Limetten-Drink mit Zitronenmelisse

Für 1 Liter Wasser
Zubereitungszeit:
10 Minuten
Schwierigkeitsgrad: leicht

Zutaten:

½ Salatgurke
2 Limetten
1 Handvoll Blätter von der Zitronenmelisse
Wasser

Zubereitung:

1. Salatgurke und Limetten in feine Scheiben schneiden.

2. Zusammen mit den Melisseblättern in einen Krug schichten und mit Wasser auffüllen. Mindestens vier Stunden kühlen.

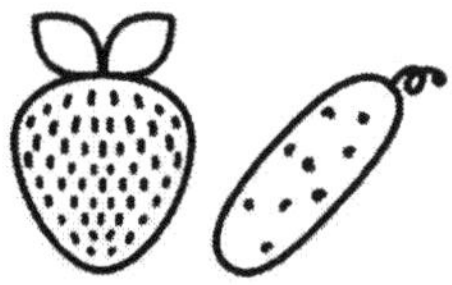

4.25 Erdbeer-Gurken-Drink mit Basilikum

Für 1 Liter Wasser
Zubereitungszeit:
10 Minuten
Schwierigkeitsgrad: leicht

Zutaten:

15 Erdbeeren
½ Salatgurke
1 Handvoll Basilikumblätter
Wasser

Zubereitung:

1. Erdbeeren vierteln und Gurke in feine Scheiben schneiden.
2. Erdbeeren, Gurke und Basilikum in einen Krug geben. Mit Wasser auffüllen und mindestens sechs Stunden ziehen lassen.

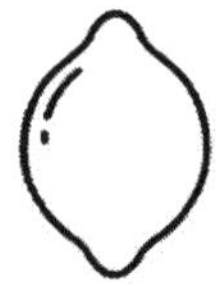

4.26 Kiwi-Limetten-Drink mit Minze

Für 1 Liter Wasser
Zubereitungszeit:
10 Minuten
Schwierigkeitsgrad: leicht

Zutaten:

2 Kiwi
2 Limetten
1 Handvoll Minzeblätter
Wasser

Zubereitung:

1. Kiwi und Limetten in Scheiben schneiden und zusammen mit den Minzeblättern attraktiv in einer Kanne arrangieren.
2. Mit Wasser auffüllen und mindestens vier Stunden ziehen lassen.

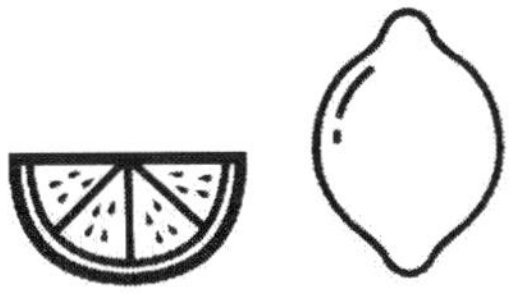

4.27 Wassermelonen-Basilikum-Drink mit Zitrone

Für 1 Liter Wasser
Zubereitungszeit:
10 Minuten
Schwierigkeitsgrad: leicht

Zutaten:

1 kleines Stück Wassermelone
1 unbehandelte Zitrone
Einige Stängel Basilikum
Wasser

Zubereitung:

1. Wassermelone in kleine Stücke schneiden oder mit dem Kugelstecher Kugeln ausstechen. Zitrone in dünne Scheiben schneiden.

2. Melone, Zitrone und Basilikum in einen Krug geben und Wasser auffüllen. Mindestens vier Stunden kühlen.

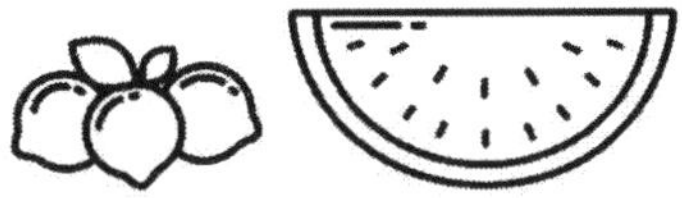

4.28 Sternfrucht-Wassermelonen-Drink mit Minze

Für 1 Liter Wasser
Zubereitungszeit:
10 Minuten
Schwierigkeitsgrad: leicht

Zutaten:

1 Sternfrucht
1 kleines Stück Wassermelone
1 Handvoll Minzeblätter
Wasser

Zubereitung:

1. Sternfrucht in Scheiben schneiden. Wassermelone in kleine Stücke schneiden oder mit dem Kugelstecher Kugeln ausstechen.

2. Sternfrucht, Melone und Minze in einen Krug geben und mit Wasser auffüllen. Mindestens acht Stunden ziehen lassen.

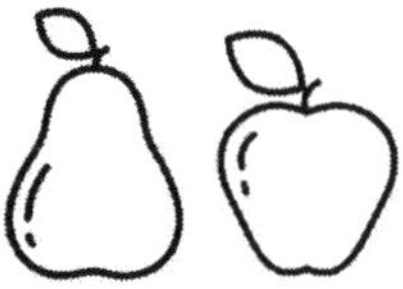

4.29 Birne-Kiwi-Apfel-Drink mit Minze

Für 1 Liter Wasser
Zubereitungszeit:
10 Minuten
Schwierigkeitsgrad: leicht

Zutaten:

1 säuerlicher Apfel
1 Kiwi
1 Birne
1 Handvoll Minzeblätter
Wasser

Zubereitung:

1. Apfel, Kiwi und Birne in Scheiben schneiden und mit den Minzeblättern in einen Krug schichten.
2. Wasser dazugeben und mindestens acht Stunden ziehen lassen.

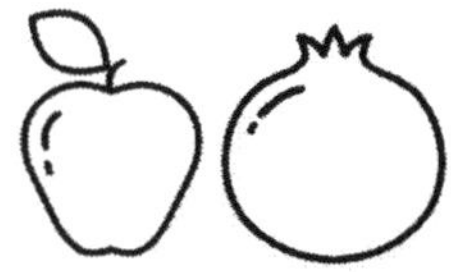

4.30 Apfel-Granatapfel-Drink mit Zitronenmelisse

Für 1 Liter Wasser
Zubereitungszeit:
10 Minuten
Schwierigkeitsgrad: leicht

Zutaten:

1 säuerlicher Apfel
1 Granatapfel
Einige Stängel Zitronenmelisse
Wasser

Zubereitung:

1. Apfel in Scheiben schneiden. Vom Granatapfel die Kerne auskratzen und zusammen mit Apfel und Zitronenmelisse in einen Krug geben.
2. Mit Wasser auffüllen und mindestens acht Stunden kühlen.

5. Immunsystem stärkende Infused Water Varianten

Verschiedene Varianten von Infused Water schmecken nicht nur sehr lecker, sondern sie leisten auch einen wichtigen Beitrag für die Gesundheit. Einige Früchte, Gemüsesorten und Kräuter sind besonders vitaminreich und stärken das Immunsystem. So manche Erkältung oder andere Erkrankung könnte mit diesen Drinks dank der entgiftenden Wirkung der Vergangenheit angehören.

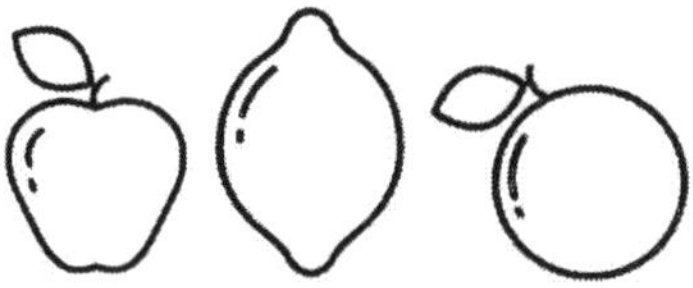

5.1 Multivitamin-Infused-Water mit Kiwi, Mango, Apfel, Zitrone und Orange

Für 2 Liter Wasser
Zubereitungszeit:
10 Minuten
Schwierigkeitsgrad: leicht

Zutaten:

2 Kiwi
1 Mango
2 säuerliche Äpfel
2 unbehandelte Zitronen
1 Orange
Wasser

Zubereitung:

1. Mango vom Kern lösen und in Scheiben schneiden. Alle anderen Früchte ebenfalls in Scheiben schneiden.
2. Alle Früchte attraktiv in Schichten in einem Krug anordnen und Wasser auffüllen. Mindestens acht Stunden ziehen lassen.

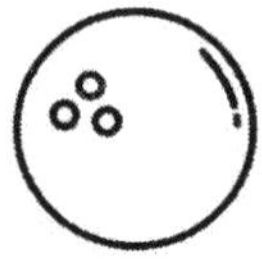

5.2 Grapefruit-Wasser mit Ingwer und Rosmarin

Für 1 Liter Wasser
Zubereitungszeit:
10 Minuten
Schwierigkeitsgrad: leicht

Zutaten:

1 rosa Grapefruit
3 Scheiben Ingwer
1 Stängel Rosmarin
Wasser

Zubereitung:

1. Grapefruit in dünne Scheiben schneiden und zusammen mit dem Ingwer und dem Rosmarin in einem Krug arrangieren.
2. Mit Wasser auffüllen und mindestens sechs Stunden ziehen lassen.

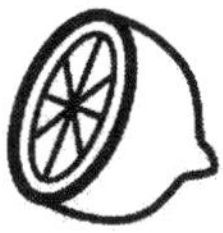

5.3 Kiwi-Zitronen-Drink mit Ingwer

Für 1 Liter Wasser
Zubereitungszeit:
10 Minuten
Schwierigkeitsgrad: leicht

Zutaten:

2 Kiwi
2 unbehandelte Zitronen
3 Scheiben Ingwer
Wasser

Zubereitung:

1. Kiwi und Zitronen in Scheiben schneiden und zusammen mit dem Ingwer in einen Krug geben.
2. Wasser dazugeben und mindestens acht Stunden ziehen lassen.

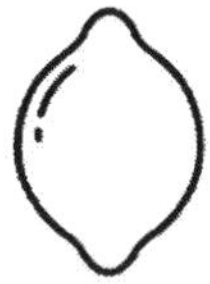

5.4 Zitronenwasser mit Thymian

Für 1 Liter Wasser
Zubereitungszeit:
10 Minuten
Schwierigkeitsgrad: leicht

Zutaten:

2 unbehandelte Zitronen
1 Handvoll Thymianzweige
Wasser

Zubereitung:

1. Zitronen in Scheiben schneiden und zusammen mit dem Thymian in einen Krug geben.
2. Mit Wasser auffüllen. Mindestens sechs Stunden ziehen lassen.

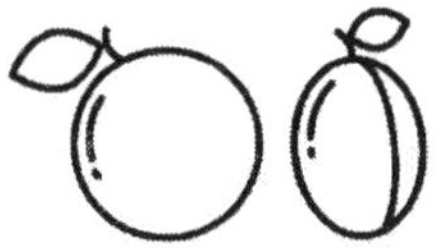

5.5 Orange-Mango-Drink mit Limette

Für 1 Liter Wasser
Zubereitungszeit:
10 Minuten
Schwierigkeitsgrad: leicht

Zutaten:

1 Orange
1 Mango
1 Limette
Wasser

Zubereitung:

1. Mango vom Kern lösen und in Scheiben schneiden. Orange und Limette in Scheiben schneiden.

2. Alle Früchte attraktiv in einen Krug schichten und mit Wasser auffüllen. Mindestens acht Stunden ziehen lassen.

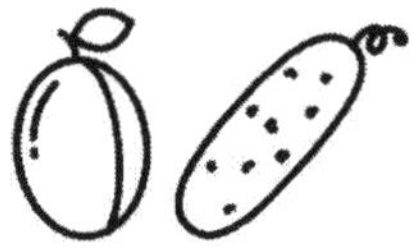

5.6 Mango-Gurken-Drink mit Ingwer

Für 1 Liter Wasser
Zubereitungszeit:
10 Minuten
Schwierigkeitsgrad: leicht

Zutaten:

1 Mango
½ Salatgurke
3 Ingwerscheiben
Wasser

Zubereitung:

1. Mango vom Kern lösen und in Scheiben schneiden. Gurke in dünne Scheiben schneiden.

2. Im Wechsel Mango und Gurke in einen Krug schichten und Ingwer dazugeben. Mit Wasser auffüllen und mindestens acht Stunden ziehen lassen.

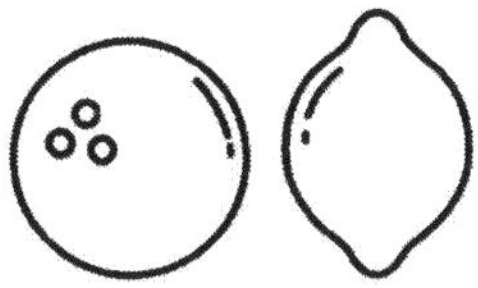

5.7 Kiwi-Grapefruit-Zitronen-Wasser mit Ingwer

Für 1 Liter Wasser
Zubereitungszeit:
10 Minuten
Schwierigkeitsgrad: leicht

Zutaten:

2 Kiwi
1 Grapefruit
2 unbehandelte Zitronen
3 Scheiben Ingwer
Wasser

Zubereitung:

1. Kiwi, Grapefruit und Zitronen in sehr dünne Scheiben schneiden.
2. Die Früchte dekorativ in einem Krug arrangieren und den Ingwer sowie das Wasser dazugeben. Mindestens acht Stunden ziehen lassen.

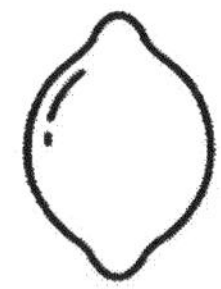

5.8 Zitrusfrüchte-Drink

Für 2 Liter Wasser
Zubereitungszeit:
10 Minuten
Schwierigkeitsgrad: leicht

Zutaten:

1 rosa Grapefruit
2 Orangen
2 unbehandelte Zitronen
3 Limetten
Wasser

Zubereitung:

1. Alle Zitrusfrüchte in dünne Scheiben schneiden und im Wechsel in einem Krug anordnen.
2. Mit Wasser auffüllen und mindestens sechs Stunden ziehen lassen.

Diesen Drink können Sie noch mit drei Scheiben Ingwer anreichern, um die Wirkung für das

Immunsystem zu verstärken. Zusätzlich können Sie einige Thymianzweige verwenden, um die Wirkung zu unterstützen.

5.9 Granatapfel-Zitronen-Ananas-Drink mit Ingwer

Für 1 Liter Wasser
Zubereitungszeit:
10 Minuten
Schwierigkeitsgrad: leicht

Zutaten:

1 Granatapfel
1 Zitrone
¼ Ananas
3 Scheiben Ingwer
Wasser

Zubereitung:

1. Vom Granatapfel die Kerne auskratzen. Zitrone in Scheiben schneiden. Ananas in kleine Stücke schneiden.
2. Granatapfelkerne, Zitrone, Ananas und Ingwer in einen Krug geben und mit Wasser auffüllen. Mindestens acht Stunden ziehen lassen.

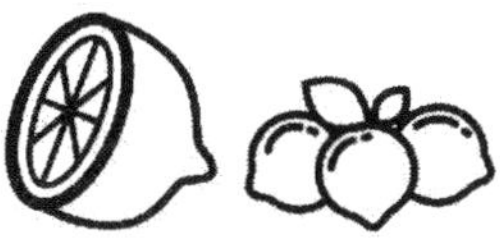

5.10 Zitronenwasser mit Beeren und Ingwer

Für 1 Liter Wasser
Zubereitungszeit:
10 Minuten
Schwierigkeitsgrad: leicht

Zutaten:

2 unbehandelte Zitronen
1 Handvoll Heidelbeeren
1 Handvoll Brombeeren
1 Handvoll Himbeeren
3 Scheiben Ingwer
Wasser

Zubereitung:

1. Zitronen in Scheiben schneiden und zusammen mit den Beeren und dem Ingwer in einen Krug geben.
2. Mit Wasser auffüllen und mindestens acht Stunden ziehen lassen.

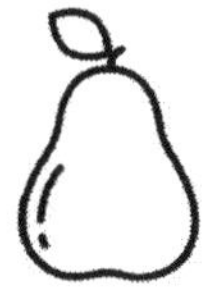

5.11 Birnen-Ingwer-Wasser mit Zimt

Für 1 Liter Wasser
Zubereitungszeit:
10 Minuten
Schwierigkeitsgrad: leicht

Zutaten:

1 Birne
3 Scheiben Ingwer
2 Zimtstangen
Wasser

Zubereitung:

1. Birne in Scheiben schneiden und zusammen mit dem Ingwer und den Zimtstangen in einen Krug geben.
2. Mit Wasser auffüllen und mindestens acht Stunden ziehen lassen.

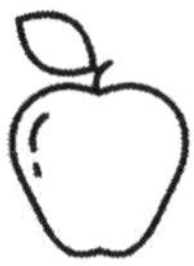

5.12 Apfel-Ingwer-Drink mit Limette

Für 1 Liter Wasser
Zubereitungszeit:
10 Minuten
Schwierigkeitsgrad: leicht

Zutaten:

1 Apfel
3 Scheiben Ingwer
2 Limetten
Wasser

Zubereitung:

1. Apfel und Limetten in Scheiben schneiden und zusammen mit dem Ingwer in einen Krug geben.
2. Mit Wasser auffüllen und mindestens acht Stunden ziehen lassen.

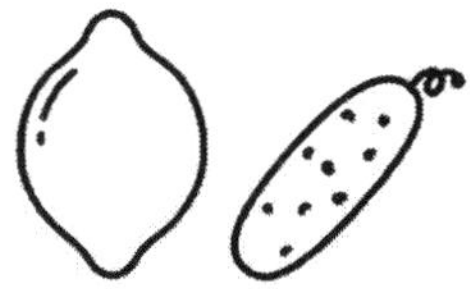

5.13 Zitronen-Gurken-Drink mit Ingwer und Minze

Für 1 Liter Wasser
Zubereitungszeit:
10 Minuten
Schwierigkeitsgrad: leicht

Zutaten:

1 unbehandelte Zitrone
½ Salatgurke
3 Scheiben Ingwer
1 Handvoll Minzeblätter
Wasser

Zubereitung:

1. Zitrone und Gurke in feine Scheiben schneiden und mit Ingwer und Minze in einen Krug geben.
2. Mit Wasser auffüllen. Mindestens acht Stunden kühlen.

5.14 Kiwi-Blaubeer-Erdbeer-Wasser mit Ingwer

Für 1 Liter Wasser
Zubereitungszeit:
10 Minuten
Schwierigkeitsgrad: leicht

Zutaten:

2 Kiwi
1 Handvoll Blaubeeren
10 Erdbeeren
3 Scheiben Ingwer
Wasser

Zubereitung:

1. Kiwi in Scheiben schneiden. Erdbeeren vierteln.

2. Früchte und Ingwer in einen Krug geben und mit Wasser auffüllen. Mindestens acht Stunden ziehen lassen.

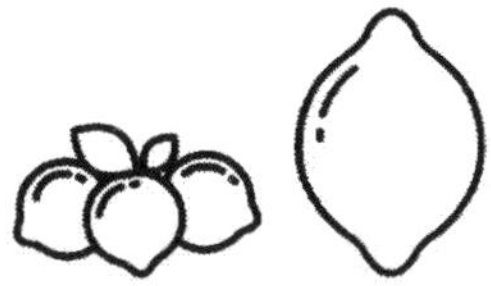

5.15 Blaubeer-Zitronen-Wasser mit Ingwer

Für 1 Liter Wasser
Zubereitungszeit:
10 Minuten
Schwierigkeitsgrad: leicht

Zutaten:

1 Handvoll Blaubeeren
2 unbehandelte Zitronen
3 Scheiben Ingwer
Wasser

Zubereitung:

1. Zitronen in dünne Scheiben schneiden und mit Blaubeeren und Ingwer in eine Kanne schichten.

2. Wasser dazugeben und mindestens acht Stunden kühlen.

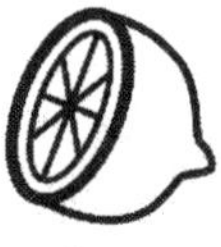

5.16 Zitronen-Mango-Drink mit schwarzen Johannisbeeren

Für 1 Liter Wasser
Zubereitungszeit:
10 Minuten
Schwierigkeitsgrad: leicht

Zutaten:

1 unbehandelte Zitrone
1 reife Mango
1 Handvoll schwarze Johannisbeeren
Wasser

Zubereitung:

1. Zitrone in Scheiben schneiden. Mango vom Kern lösen und in Scheiben schneiden.
2. Zitrone, Mango und Johannisbeeren in einem Krug dekorativ arrangieren. Mit Wasser auffüllen und mindestens acht Stunden ziehen lassen.

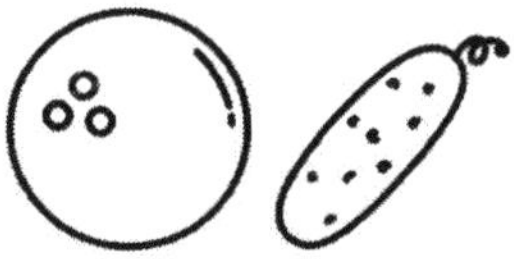

5.17 Grapefruit-Gurken-Zitronen-Wasser mit Minze

Für 1 Liter Wasser
Zubereitungszeit:
10 Minuten
Schwierigkeitsgrad: leicht

Zutaten:

1 rosa Grapefruit
½ Salatgurke
1 unbehandelte Zitrone
1 Handvoll Minzeblättchen
Wasser

Zubereitung:

1. Grapefruit, Gurke und Zitrone in dünne Scheiben schneiden und zusammen mit der Minze abwechselnd in einen Krug schichten.
2. Mit Wasser auffüllen und mindestens acht Stunden ziehen lassen.

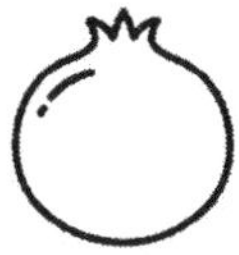

5.18 Granatapfel-Grapefruit-Wasser mit Ingwer

Für 1 Liter Wasser
Zubereitungszeit:
10 Minuten
Schwierigkeitsgrad: leicht

Zutaten:

1 rosa Grapefruit
1 Granatapfel
3 Scheiben Ingwer
Wasser

Zubereitung:

1. Grapefruit in dünne Scheiben schneiden. Aus dem Granatapfel die Kerne kratzen und zusammen mit der Grapefruit und dem Ingwer in einem Krug arrangieren.

2. Mit Wasser auffüllen und mindestens acht Stunden ziehen lassen.

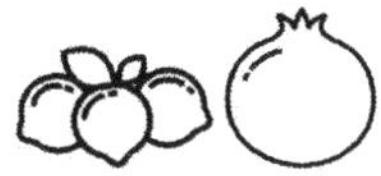

5.19 Heidelbeer-Granatapfel-Grapefruit-Wasser mit Ingwer

Für 1 Liter Wasser
Zubereitungszeit:
10 Minuten
Schwierigkeitsgrad: leicht

Zutaten:

1 Handvoll Heidelbeeren
1 rosa Grapefruit
1 Granatapfel
3 Scheiben Ingwer
Wasser

Zubereitung:

1. Grapefruit in dünne Scheiben schneiden. Aus dem Granatapfel die Kerne kratzen. 2. Heidelbeeren, Grapefruit, Granatapfelkerne und Ingwer in eine Kanne geben und mit Wasser auffüllen. Mindestens acht Stunden ziehen lassen.

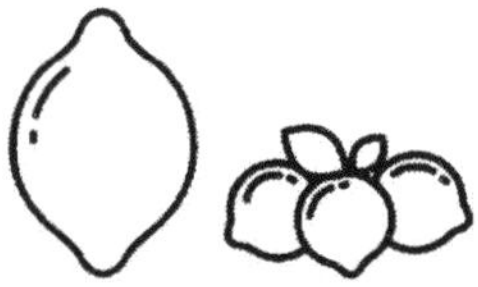

5.20 Limetten-Brombeer-Melonen-Drink

Für 1 Liter Wasser
Zubereitungszeit:
10 Minuten
Schwierigkeitsgrad: leicht

Zutaten:

2 Limetten
1 Handvoll Brombeeren
1 kleines Stück Wassermelone
Wasser

Zubereitung:

1. Limetten in Scheiben schneiden. Aus der Wassermelone Kugeln mit dem Kugelstecher ausstechen oder kleine Stückchen schneiden.
2. Früchte in einen Krug füllen und Wasser dazugeben. Mindestens acht Stunden kühlen.

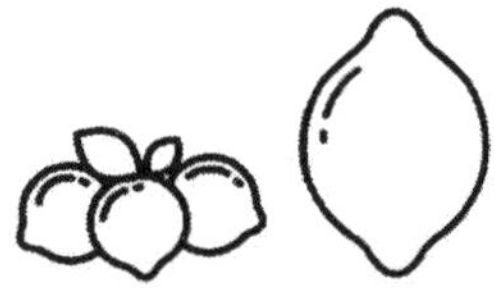

5.21 Blaubeer-Limetten-Drink mit Ingwer und Koriander

Für 1 Liter Wasser
Zubereitungszeit:
10 Minuten
Schwierigkeitsgrad: leicht

Zutaten:

1 Handvoll Blaubeeren
2 Limetten
3 Scheiben Ingwer
1 Sträußchen Koriander
Wasser

Zubereitung:

1. Limetten in Scheiben schneiden. Limetten, Blaubeeren und Ingwer in einen Krug schichten. Koriander dazugeben.
2. Mit Wasser auffüllen und mindestens acht Stunden ziehen lassen.

5.22 Erdbeer-Granatapfel-Drink mit Zitrone und Ingwer

Für 1 Liter Wasser
Zubereitungszeit:
10 Minuten
Schwierigkeitsgrad: leicht

Zutaten:

15 Erdbeeren
1 Granatapfel
1 unbehandelte Zitrone
3 Scheiben Ingwer
Wasser

Zubereitung:

1. Erdbeeren in Viertel schneiden. Zitrone in Scheiben schneiden. Vom Granatapfel die Kerne auskratzen und zusammen mit den übrigen Zutaten in einen Krug füllen.
2. Mit Wasser auffüllen und mindestens acht Stunden ziehen lassen.

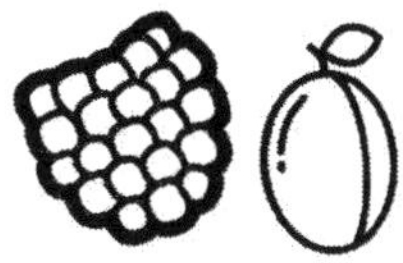

5.23 Himbeer-Mango-Drink mit Zitrone und Limette

Für 1 Liter Wasser
Zubereitungszeit:
10 Minuten
Schwierigkeitsgrad: leicht

Zutaten:

1 Handvoll Himbeeren
1 reife Mango
1 unbehandelte Zitrone
1 Limette
Wasser

Zubereitung:

1. Mango vom Kern lösen und in Würfel oder Scheiben schneiden. Zitrone und Limette in Scheiben schneiden.
2. Früchte in einen Krug geben und mit Wasser auffüllen. Mindestens acht Stunden ziehen lassen.

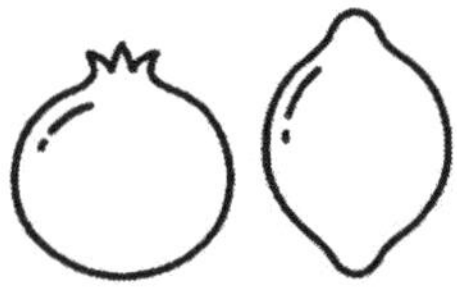

5.24 Granatapfel-Zitronen-Wasser mit Ingwer

Für 1 Liter Wasser
Zubereitungszeit:
10 Minuten
Schwierigkeitsgrad: leicht

Zutaten:

1 Granatapfel
1 unbehandelte Zitrone
3 Scheiben Ingwer
Wasser

Zubereitung:

1. Die Kerne vom Granatapfel auskratzen. Zitrone in Scheiben schneiden.

2. Granatapfelkerne, Zitrone und Ingwer in einen Krug geben und mit Wasser auffüllen. Mindestens acht Stunden ziehen lassen.

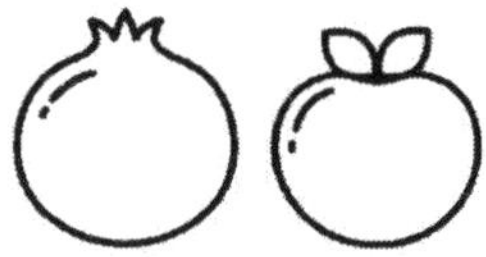

5.25 Würziger Kaki-Granatapfel-Drink

Für 1 Liter Wasser
Zubereitungszeit:
10 Minuten
Schwierigkeitsgrad: leicht

Zutaten:

1 Granatapfel
1 Kaki-Frucht
1 Orange
2 Zimtstangen
1 Teelöffel Pimentkörner
Wasser

Zubereitung:

1. Die Kerne aus dem Granatapfel lösen. Kaki-Frucht und Orange in Scheiben schneiden.

2. Granatapfelkerne mit Kaki und Orange in einen Krug geben. Zimtstangen und Pimentkörner dazugeben. Mit Wasser

auffüllen. Mindestens acht Stunden ziehen lassen.

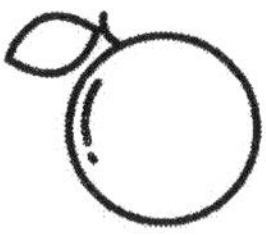

5.26 Orangen-Vanille-Drink mit Zimt

Für 1 Liter Wasser
Zubereitungszeit:
10 Minuten
Schwierigkeitsgrad: leicht

Zutaten:

2 unbehandelte Orangen
1 Vanilleschote
2 Zimtstangen
Wasser

Zubereitung:

1. Orangen in Scheiben schneiden. Vanilleschote längs aufschneiden.

2. Orangen mit Vanilleschote und Zimtstangen in einen Krug geben. Mit Wasser auffüllen. Mindestens acht Stunden ziehen lassen.

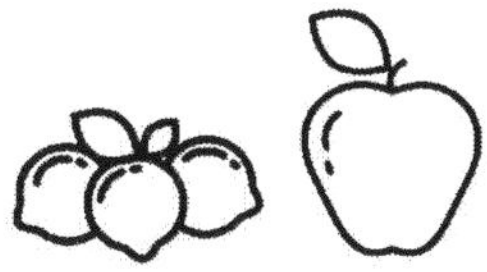

5.27 Cranberry-Apfel-Granatapfel-Drink mit Zitrone

Für 1 Liter Wasser
Zubereitungszeit:
10 Minuten
Schwierigkeitsgrad: leicht

Zutaten:

1 Handvoll Cranberries, frisch oder getrocknet
1 Apfel
1 Granatapfel
1 unbehandelte Zitrone
Schale einer unbehandelten Orange
Wasser

Zubereitung:

1. Apfel und Zitrone in Scheiben schneiden. Die Kerne aus dem Granatapfel schaben. Mit dem Zestenreißer die Schale von der Orange entfernen.

2. Cranberries, Apfel, Granatapfelkerne, Zitrone und Orangenschale in einen Krug geben. Mit Wasser auffüllen. Mindestens acht Stunden ziehen lassen.

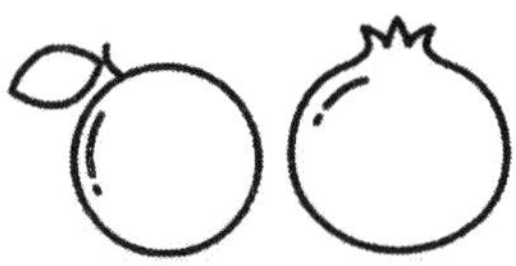

5.28 Orangen-Granatapfel-Drink mit Gewürznelken

Für 1 Liter Wasser
Zubereitungszeit:
10 Minuten
Schwierigkeitsgrad: leicht

Zutaten:

1 unbehandelte Orange
1 Granatapfel
5 Gewürznelken
Wasser

Zubereitung:

1. Orange in Scheiben schneiden. Aus dem Granatapfel die Kerne auskratzen.

2. Granatapfelkerne zusammen mit Orange und Nelken in eine Kanne geben. Mit Wasser auffüllen. Mindestens acht Stunden ziehen lassen.

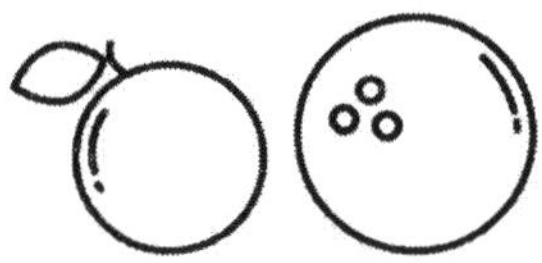

5.29 Blutorangen-Grapefruit-Drink mit Ingwer

Für 1 Liter Wasser
Zubereitungszeit:
10 Minuten
Schwierigkeitsgrad: leicht

Zutaten:

1 Blutorange
1 Grapefruit
3 Scheiben Ingwer
Wasser

Zubereitung:

1. Blutorange und Grapefruit in dünne Scheiben schneiden und dekorativ in einen Krug schichten. Ingwer dazugeben.
2. Mit Wasser auffüllen und mindestens acht Stunden ziehen lassen.

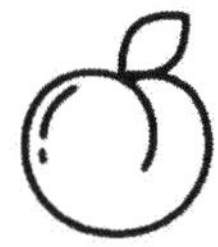

5.30 Pfirsich-Nektarinen-Drink mit Zitrone und Ingwer

Für 1 Liter Wasser
Zubereitungszeit:
10 Minuten
Schwierigkeitsgrad: leicht

Zutaten:

1 Pfirsich
1 Nektarine
1 unbehandelte Zitrone
3 Scheiben Ingwer
Wasser

Zubereitung:

1. Pfirsich und Nektarine vom Stein lösen und in Scheiben schneiden. Zitrone in Scheiben schneiden.
2. Früchte und Ingwer in einen Krug geben und mit Wasser auffüllen. Mindestens acht Stunden ziehen lassen.

6. Gewichtreduzierende Infused Water Rezepte – ideal zum schnellen Abnehmen

Verschiedene Varianten von Infused Water können Sie gezielt zur Gewichtsabnahme verwenden. Einige Früchte wie Ananas oder Zitrusfrüchte, aber auch Gemüse wie Gurke und verschiedene Gewürze sind nicht nur kalorienarm, sondern sie sind echte Fatburner. Sie fördern den Stoffwechsel und helfen beim gesunden Abnehmen.

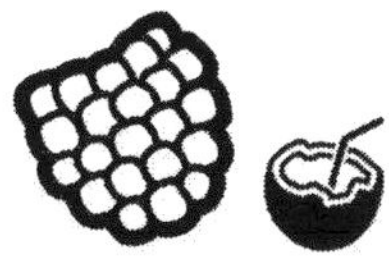

6.1 Himbeer-Kokos-Wasser

Für 1 Liter Wasser
Zubereitungszeit:
10 Minuten
Schwierigkeitsgrad: leicht

Zutaten:

1 Handvoll Himbeeren
100 Milliliter Kokoswasser
Wasser

Zubereitung:

1. Himbeeren und Kokoswasser in einen Krug geben.

2. Mit Wasser auffüllen und durchrühren. Mindestens vier Stunden ziehen lassen.

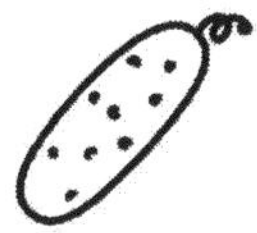

6.2 Gurken-Ingwer-Wasser mit Minze

Für 1 Liter Wasser
Zubereitungszeit:
10 Minuten
Schwierigkeitsgrad: leicht

Zutaten:

1 Salatgurke
½ Ingwerknolle
1 Handvoll Minzeblätter
Wasser

Zubereitung:

1. Gurke und Ingwerknolle in sehr dünne Scheiben schneiden und abwechselnd in einen Krug schichten.

2. Minzeblätter dazugeben und mit Wasser auffüllen. Mindestens acht Stunden ziehen lassen.

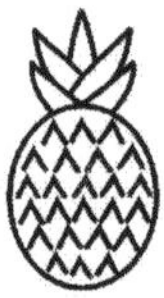

6.3 Ananas-Ingwer-Minze-Wasser

Für 1 Liter Wasser
Zubereitungszeit:
10 Minuten
Schwierigkeitsgrad: leicht

Zutaten:

½ Ananas
½ Ingwerknolle
1 Handvoll Minzeblätter
Wasser

Zubereitung:

1. Ananas in kleine Stückchen schneiden. Ingwerknolle in feine Scheiben schneiden.

2. Ananas und Ingwer zusammen mit der Minze in einen Krug geben und mit Wasser auffüllen. Mindestens acht Stunden ziehen lassen.

6.4 Ananas-Wasser mit Johannisbeeren und Granatapfel

Für 1 Liter Wasser
Zubereitungszeit:
10 Minuten
Schwierigkeitsgrad: leicht

Zutaten:

½ Ananas
1 Granatapfel
1 Handvoll Johannisbeeren
(rot, weiß oder schwarz)
Wasser

Zubereitung:

1. Ananas in kleine Stücke schneiden. Aus dem Granatapfel die Kerne auskratzen.

2. Ananas und Granatapfelkerne mit den Johannisbeeren dekorativ in einem Krug anordnen. Mit Wasser auffüllen und mindestens acht Stunden ziehen lassen.

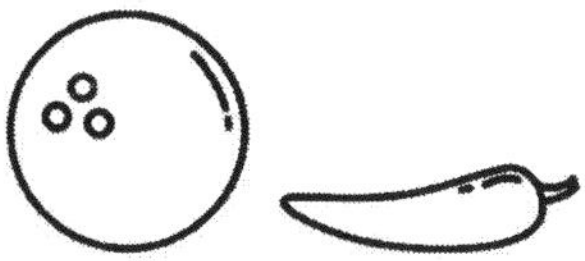

6.5 Scharfer Grapefruit-Ingwer-Drink

Für 1 Liter Wasser
Zubereitungszeit:
10 Minuten
Schwierigkeitsgrad: leicht

Zutaten:

1 rosa Grapefruit
½ Ingwerknolle
1 Peperoni
1 Sträußchen Petersilie
Wasser

Zubereitung:

1. Grapefruit und Ingwerknolle in dünne Scheiben schneiden und in einen Krug geben. Peperoni in Ringe schneiden und in den Krug geben.

2. Petersilie dazugeben und mit Wasser auffüllen. Mindestens vier Stunden ziehen lassen.

Sie sollten bei diesem Rezept selbst ausprobieren, wie viel Peperoni Sie tatsächlich benötigen. Die Peperoni kurbelt die Fettverbrennung an, doch ist sie umso schärfer, je kleiner sie ist. Sie können auch die Peperoni längs halbieren und dann vorzeitig aus dem Wasser nehmen, damit es nicht zu scharf wird.

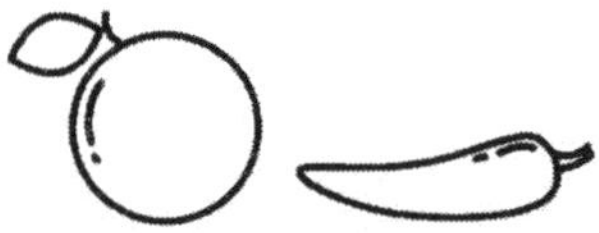

6.6 Orangen-Jalapeno-Drink (sehr scharf)

Für 1 Liter Wasser
Zubereitungszeit:
10 Minuten
Schwierigkeitsgrad: leicht

Zutaten:

2 Orangen
1 Jalapeno
Wasser

Zubereitung:

1. Orangen in dünne Scheiben, Jalapeno in Ringe schneiden.
2. Beides in einen Krug geben und mit Wasser auffüllen. Mindestens vier Stunden ziehen lassen.

Die Jalapeno ist sehr scharf und unterstützt die Fettverbrennung. Ist Ihnen die Jalapeno zu scharf, sollten Sie sie nur längs halbieren und vorzeitig herausnehmen. Sie können es auch zuerst nur mit einer halben Japapeno versuchen und den Anteil an Jalapeno langsam steigern.

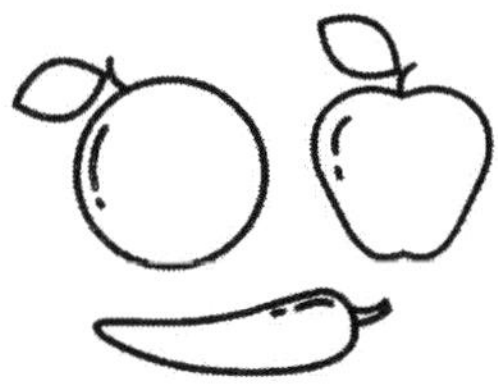

6.7 Blutorange-Apfel-Drink mit Erdbeeren und Chili (kann sehr scharf sein)

Für 1 Liter Wasser
Zubereitungszeit:
10 Minuten
Schwierigkeitsgrad: leicht

Zutaten:

1 Blutorange
1 säuerlicher Apfel
10 Erdbeeren
1 Chilischote
Wasser

Zubereitung:

1. Blutorange und Apfel in Scheiben schneiden. Erdbeeren in Viertel schneiden. Chilischote längs halbieren oder in Ringe schneiden.

2. Alle Zutaten in einen Krug geben und mit Wasser auffüllen. Mindestens vier Stunden ziehen lassen.

Auch hier gilt wieder: Die Chilischote hilft bei der Fettverbrennung, ist jedoch sehr scharf. Sie sollten es zuerst mit einer halben Chilischote ausprobieren, bevor Sie die Menge langsam steigern.

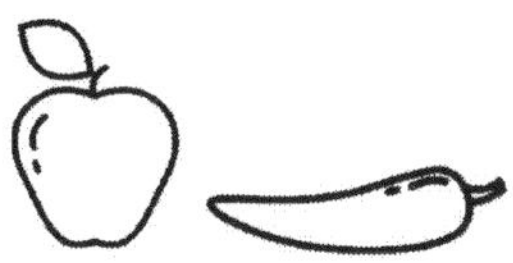

6.8 Scharfer Mango-Apfel-Drink

Für 1 Liter Wasser
Zubereitungszeit:
10 Minuten
Schwierigkeitsgrad: leicht

Zutaten:

1 reife Mango
1 säuerlicher Apfel
1 Chilischote
½ Ingwerknolle
Wasser

Zubereitung:

1. Mango vom Kern lösen und in Scheiben oder Würfel schneiden. Apfel in Scheiben schneiden. Chilischote in Ringe schneiden oder längs halbieren. Ingwer in dünne Scheiben schneiden.

2. Alle Zutaten in einen Krug geben. Mit Wasser auffüllen und mindestens vier Stunden ziehen lassen.

Der Drink wird umso schärfer, je länger Sie ihn ziehen lassen. Mögen Sie es weniger scharf, verwenden Sie eine geringere Menge Ingwer und nur eine halbe Chilischote. Sie können auch Ingwer und Chilischote vorzeitig herausnehmen.

6.9 Ananasdrink mit Blaubeere, Granatapfel und Ingwer

Für 1 Liter Wasser
Zubereitungszeit:
10 Minuten
Schwierigkeitsgrad: leicht

Zutaten:

½ Ananas
1 Handvoll Blaubeeren
1 Granatapfel
3 bis 4 Scheiben Ingwer
Wasser

Zubereitung:

1. Ananas in feine Stückchen schneiden. Vom Granatapfel die Kerne auslösen.

2. Ananas, Granatapfelkerne, Ingwer und Blaubeeren in einen Krug geben. Mit Wasser auffüllen und mindestens acht Stunden ziehen lassen.

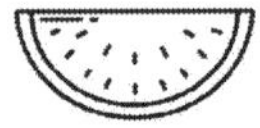

6.10 Honigmelonen-Ananas-Wasser mit Ingwer

Für 1 Liter Wasser
Zubereitungszeit:
10 Minuten
Schwierigkeitsgrad: leicht

Zutaten:

¼ Honigmelone
¼ Ananas
½ Ingwerknolle
Wasser

Zubereitung:

1. Aus der Honigmelone Kugeln mit dem Kugelstecher ausstechen oder kleine Stückchen schneiden. Ananas in kleine Stückchen schneiden. Ingwer in sehr dünne Scheiben schneiden.

2. Melone, Ananas und Ingwer in einen Krug geben. Wasser auffüllen und mindestens sechs Stunden ziehen lassen.

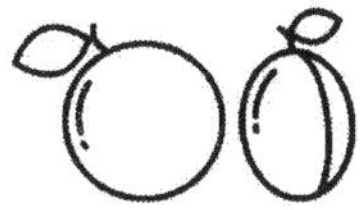

6.11 Blutorange-Papaya-Drink mit Ingwer

Für 1 Liter Wasser
Zubereitungszeit:
10 Minuten
Schwierigkeitsgrad: leicht

Zutaten:

2 Blutorangen
1 Papaya
½ Ingwerknolle
Wasser

Zubereitung:

1. Blutorangen und Ingwerknolle in feine Scheiben schneiden. Papaya halbieren und die Kerne entfernen. Fruchtfleisch in Scheiben schneiden.

2. Blutorangen, Papaya und Ingwer in einen Krug geben und mit Wasser auffüllen. Mindestens acht Stunden ziehen lassen.

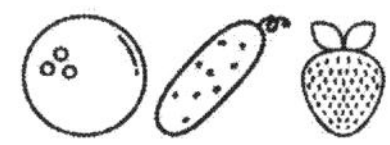

6.12 Gurken-Grapefruit-Erdbeer-Drink mit Ingwer und Salbei

Für 1 Liter Wasser
Zubereitungszeit:
10 Minuten
Schwierigkeitsgrad: leicht

Zutaten:

½ Salatgurke
1 rosa Grapefruit
10 Erdbeeren
1 kleines Stück Ingwer
Einige Salbei-Blätter
Wasser

Zubereitung:

1. Gurke, Grapefruit und Ingwer in feine Scheiben schneiden. Erdbeeren in Viertel schneiden.

2. Gurke, Grapefruit, Erdbeeren, Ingwer und Salbeiblätter in eine Kanne geben. Mit Wasser auffüllen. Mindestens acht Stunden ziehen lassen.

6.13 Kiwi-Brombeer-Drink mit Ingwer und Minze

Für 1 Liter Wasser
Zubereitungszeit:
10 Minuten
Schwierigkeitsgrad: leicht

Zutaten:

2 Kiwi
1 Handvoll Brombeeren
1 kleines Stück Ingwer
1 Handvoll Minzeblätter
Wasser

Zubereitung:

1. Kiwi und Ingwer in dünne Scheiben schneiden.
2. Kiwi, Brombeeren, Ingwer und Minze in einen Krug füllen. Mit Wasser auffüllen und mindestens acht Stunden ziehen lassen.

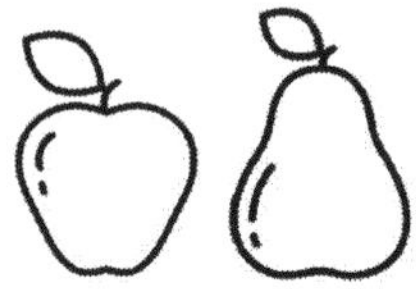

6.14 Apfel-Birnen-Drink mit Ingwer und Zimt

Für 1 Liter Wasser
Zubereitungszeit:
10 Minuten
Schwierigkeitsgrad: leicht

Zutaten:

1 Apfel
1 Birne
½ Ingwerknolle
2 Zimtstangen
Wasser

Zubereitung:

1. Apfel, Birne und Ingwer in feine Scheiben schneiden und in einen Krug geben.
2. Zimtstangen dazugeben und mit Wasser auffüllen. Mindestens acht Stunden kühlen.

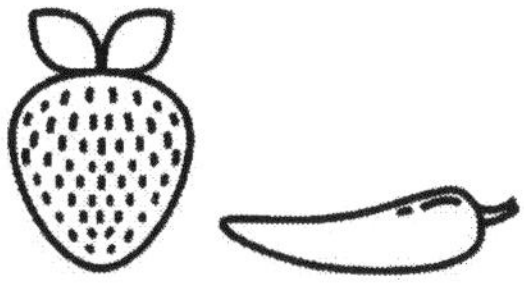

6.15 Kiwi-Erdbeer-Drink mit Ingwer und Chili (scharf)

Für 1 Liter Wasser
Zubereitungszeit:
10 Minuten
Schwierigkeitsgrad: leicht

Zutaten:

2 Kiwi
15 Erdbeeren
½ Ingwerknolle
1 Chilischote
Wasser

Zubereitung:

1. Kiwi und Ingwerknolle in Scheiben schneiden. Erdbeeren vierteln, Chilischote in Ringe schneiden oder längs halbieren.
2. Kiwi, Erdbeeren, Ingwer und Chili in einen Krug geben. Mit Wasser auffüllen. Mindestens vier Stunden ziehen lassen.

Mögen Sie es weniger scharf, verwenden Sie weniger Ingwer und nur eine halbe Chilischote. Später können Sie es etwas schärfer probieren. Sie können auch Chilischote und Ingwer schon nach zwei Stunden Kühlung herausnehmen.

6.16 Ananas-Mango-Kokos-Wasser mit Minze

Für 1 Liter Wasser
Zubereitungszeit:
10 Minuten
Schwierigkeitsgrad: leicht

Zutaten:

¼ Ananas
1 reife Mango
100 Milliliter Kokoswasser
1 Handvoll Minzeblätter
Wasser

Zubereitung:

1. Ananas in feine Stückchen schneiden. Mango vom Kern lösen und Fruchtfleisch in Scheiben oder Würfel schneiden.

2. Ananas, Mango, Kokoswasser und Minze in einen Krug geben. Mit Wasser auffüllen, umrühren und mindestens acht Stunden ziehen lassen.

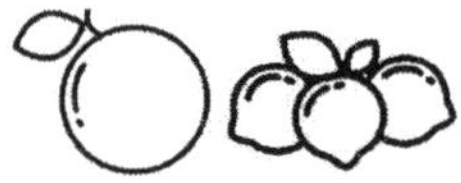

6.17 Blutorange-Kiwi-Drink mit Blaubeeren und Granatapfelkernen

Für 1 Liter Wasser
Zubereitungszeit:
10 Minuten
Schwierigkeitsgrad: leicht

Zutaten:

2 Blutorangen
2 Kiwi
1 Granatapfel
1 Handvoll Blaubeeren
Wasser

Zubereitung:

1. Blutorangen und Kiwi in Scheiben schneiden. Aus dem Granatapfel die Kerne lösen.

2. Granatapfelkerne zusammen mit Blaubeeren, Orange und Kiwi in eine Kanne geben. Mit Wasser auffüllen. Mindestens acht Stunden ziehen lassen.

6.18 Pfirsich-Ananas-Drink mit Ingwer und Minze

Für 1 Liter Wasser
Zubereitungszeit:
10 Minuten
Schwierigkeitsgrad: leicht

Zutaten:

2 Pfirsiche (ein besonderes Aroma haben Tellerpfirsiche)
¼ Ananas
1 kleines Stück Ingwer
1 Handvoll Minzeblätter
Wasser

Zubereitung:

1. Pfirsiche vom Stein lösen und in Scheiben schneiden. Ananas in feine Stückchen schneiden. Ingwer in dünne Scheiben schneiden.
2. Pfirsiche, Ananas, Ingwer und Minze in einen Krug geben und mit Wasser auffüllen. Mindestens acht Stunden ziehen lassen.

6.19 Weintrauben-Mango-Ananas-Wasser mit Ingwer

Für 1 Liter Wasser
Zubereitungszeit:
10 Minuten
Schwierigkeitsgrad: leicht

Zutaten:

1 Weintraube
1 reife Mango
¼ Ananas
1 kleines Stück Ingwer
Wasser

Zubereitung:

1. Beeren von der Weintraube abzupfen. Mango vom Kern lösen und Fruchtfleisch würfeln oder in Scheiben schneiden. Ananas in feine Stückchen schneiden. Ingwer in dünne Scheiben schneiden.
2. Alle Zutaten in einen Krug geben und mit Wasser auffüllen. Mindestens acht Stunden ziehen lassen.

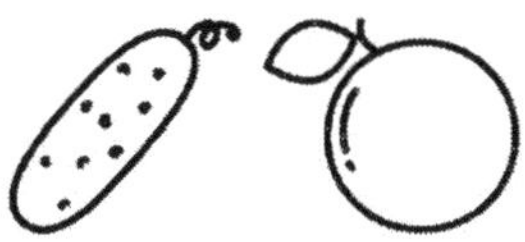

6.20 Gurke-Orangen-Wasser mit Ingwer und Minze

Für 1 Liter Wasser
Zubereitungszeit:
10 Minuten
Schwierigkeitsgrad: leicht

Zutaten:

½ Salatgurke
1 Orange
½ Ingwerknolle
1 Handvoll Minzeblätter
Wasser

Zubereitung:

1. Gurke, Orange und Ingwerknolle in dünne Scheiben schneiden.
2. Gurke, Orange, Ingwer und Minze in einen Krug geben. Mit Wasser auffüllen und mindestens acht Stunden ziehen lassen.

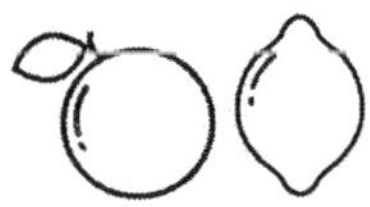

6.21 Mandarinen-Orangen-Zitronen-Drink mit Ingwer

Für 1 Liter Wasser
Zubereitungszeit:
10 Minute
Schwierigkeitsgrad: leicht

Zutaten:

2 Mandarinen
1 Orange
1 Zitrone
½ Ingwerknolle
Wasser

Zubereitung:

1. Mandarinen abpellen, weiße Fäden von den einzelnen Feldern entfernen. Orange und Zitrone in Scheiben schneiden. Ingwerknolle in sehr dünne Scheiben schneiden.

2. Mandarinen, Orange, Zitrone und Ingwer in eine Kanne geben. Mit Wasser auffüllen und mindestens sechs Stunden kühlen.

6.22 Mandarinen-Ananas-Honigmelonen-Drink

Für 1 Liter Wasser
Zubereitungszeit:
10 Minuten
Schwierigkeitsgrad: leicht

Zutaten:

2 Mandarinen
¼ Ananas
¼ Honigmelone
Wasser

Zubereitung:

1. Von den Mandarinen die Schale entfernen. Die einzelnen Felder von den weißen Fäden befreien. Ananas in sehr feine Stückchen schneiden. Honigmelone in Würfel schneiden oder mit dem Kugelstecher Kugeln ausstechen.

2. Die Früchte in einen Krug geben. Mit Wasser auffüllen und mindestens acht Stunden ziehen lassen.

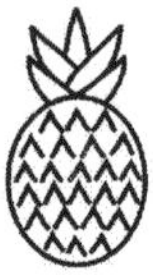

6.23 Ananas-Zuckerrohr-Drink

Für 1 Liter Wasser
Zubereitungszeit:
10 Minuten
Schwierigkeitsgrad: leicht

Zutaten:

¼ Ananas
2 Stangen Zuckerrohr (aus dem Asia-Shop oder Reformhaus)
Wasser

Zubereitung:

1. Ananas in Stücke schneiden und in einen Krug geben. Zuckerrohr dazugeben. Sie können auch die Ananasstücke dekorativ auf die Zuckerrohrstangen stecken.
2. Mit Wasser auffüllen und mindestens acht Stunden ziehen lassen.

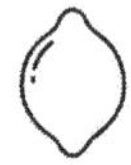

6.24 Chia-Wasser mit Zitrone

Für 1 Liter Wasser
Zubereitungszeit:
70 Minuten
Schwierigkeitsgrad: leicht

Zutaten:

1 Esslöffel Chia-Samen
1 Zitrone
Wasser

Zubereitung:

1. Chiasamen etwa eine Stunde in Wasser quellen lassen. Zitrone in Scheiben schneiden und in einen Krug geben.
2. Das Wasser von den Chiasamen über die Zitronenscheiben geben. Weiteres Wasser dazugeben und mindestens acht Stunden ziehen lassen.

Die gequollenen Chiasamen können Sie weiterverwenden, beispielsweise für Chiapudding mit Früchten.

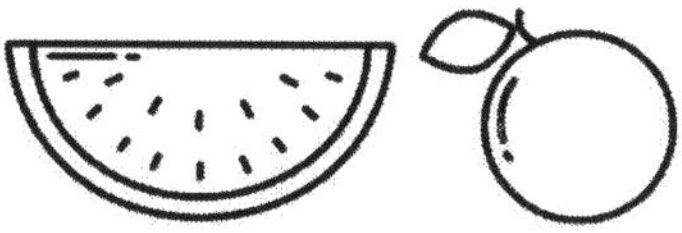

6.25 Chia-Wasser mit Wassermelone, Gurke und Orange

Für 1 Liter Wasser
Zubereitungszeit:
70 Minuten
Schwierigkeitsgrad: leicht

Zutaten:

1 Esslöffel Chiasamen
1 kleines Stück Wassermelone
½ Salatgurke
1 Orange
Wasser

Zubereitung:

1. Chiasamen mit etwa 200 Milliliter Wasser ansetzen und etwa eine Stunde quellen lassen. Aus der Wassermelone mit dem Kugelstecher Kugeln stechen oder Wassermelone in Würfel schneiden. Gurke und Orange in Scheiben schneiden.

2. Melone, Gurke und Orange zu den Chiasamen geben. Mit Wasser auffüllen und mindestens vier Stunden kühlen.

6.26 Mandarinen-Kiwi-Blaubeer-Drink mit Ingwer

Für 1 Liter Wasser
Zubereitungszeit: 10 Minuten
Schwierigkeitsgrad: leicht

Zutaten:

2 Mandarinen
2 Kiwi
1 Handvoll Blaubeeren
1 kleines Stück Ingwer
Wasser

Zubereitung:

1. Von den Mandarinen die Schale entfernen. Die weißen Fäden von den Feldern entfernen. Kiwi in

Scheiben schneiden. Ingwer in sehr dünne Scheiben schneiden.

2. Mandarinen, Kiwi, Blaubeeren und Ingwer in einen Krug geben und mit Wasser auffüllen. Mindestens acht Stunden ziehen lassen.

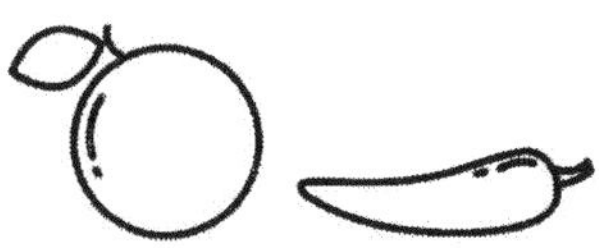

6.27 Mandarinen-Kiwi-Jalapeno-Drink (sehr scharf)

Für 1 Liter Wasser
Zubereitungszeit:
10 Minuten
Schwierigkeitsgrad: leicht

Zutaten:

3 Mandarinen
3 Kiwi
1 Jalapeno
Wasser

Zubereitung:

1. Schale von den Mandarinen entfernen. Von den Feldern die weißen Fäden entfernen. Kiwi in Scheiben schneiden. Jalapeno längs halbieren oder in Ringe schneiden.

2. Alle Zutaten in einen Krug geben und mit Wasser auffüllen. Mindestens vier Stunden ziehen lassen.

Da die Jalapeno außerordentlich scharf ist, sollten Sie dieses Rezept zuerst nur mit einer halben Jalapeno ausprobieren oder die Jalapeno vorzeitig herausnehmen.

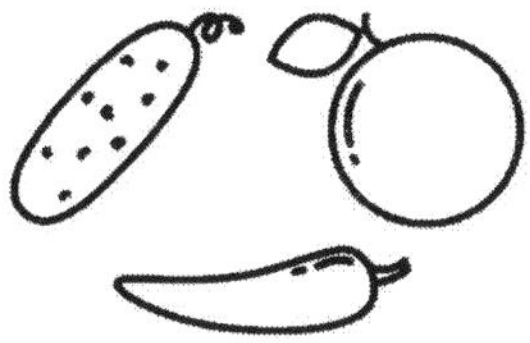

6.28 Gurken-Mandarinen-Chili-Drink

Für 1 Liter Wasser
Zubereitungszeit:
10 Minuten
Schwierigkeitsgrad: leicht

Zutaten:

½ Salatgurke
3 Mandarinen
1 Chilischote
Wasser

Zubereitung:

1. Gurke in Scheiben schneiden. Schale von den Mandarinen entfernen. Die einzelnen Felder von den weißen Fäden befreien. Chilischote längs halbieren oder in Ringe schneiden.

2. Alle Zutaten in einen Krug geben und mit Wasser auffüllen. Mindestens vier Stunden ziehen lassen.

Dieses Rezept sollten Sie zuerst nur mit einer halben Chilischote ausprobieren oder die Chilischote vorzeitig herausnehmen. Ist Ihnen es Ihnen nicht zu scharf, können Sie die Menge an Chilischote steigern.

6.29 Stachelbeer-Weintrauben-Ananas-Drink mit Rosmarin

Für 1 Liter Wasser
Zubereitungszeit:
10 Minuten
Schwierigkeitsgrad: leicht

Zutaten:

2 Hände voll Stachelbeeren
1 Weintraube
¼ Ananas
1 Rosmarinzweig
Wasser

Zubereitung:

1. Ananas in feine Stücke schneiden.

2. Zusammen mit Stachelbeeren, Weintrauben und Rosmarin in einen Krug geben. Mit Wasser auffüllen. Mindestens sechs Stunden ziehen lassen.

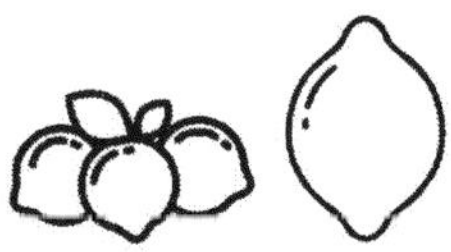

6.30 Stachelbeer-Blaubeer-Zitrus-Drink

Für 1 Liter Wasser
Zubereitungszeit:
10 Minuten

Schwierigkeitsgrad: leicht

Zutaten:

1 Handvoll Stachelbeeren
1 Handvoll Blaubeeren
2 Mandarinen
1 Zitrone
1 Limette
Wasser

Zubereitung:

1. Von den Mandarinen die Schale entfernen. Weiße Fäden von den einzelnen Feldern entfernen. Zitrone und Limette in Scheiben schneiden.

2. Alle Früchte in einen Krug geben. Mit Wasser auffüllen und mindestens sechs Stunden ziehen lassen.

7. 14 Tage Challenge für eine gesunde Ernährung und mehr Energie im Alltag

Möchten Sie im Alltag aktiver werden, mehr Energie haben und sich gesund ernähren, sollten Sie die 14-Tage-Challenge auf sich nehmen. Sie fühlen sich fitter und gesünder, da der Körper mit dem Infused Water entschlackt wird. Mit den gesunden Inhaltsstoffen im Infused Water stärken Sie Ihr Immunsystem und wehren freie Radikale ab. Auf Dauer fühlen Sie sich gesünder. Nicht nur Erkältungen, sondern auch andere Krankheiten und sogar Krebs können Sie mit dem Infused Water entgegenwirken. Wichtig ist, dass Sie das Wasser mit Geschmack regelmäßig trinken, um dauerhaft erfolgreich zu sein. Mit den abwechslungsreichen Rezepten können Sie für Ihre 14-Tage-Challenge jeden Tag eine andere Variante ausprobieren.

Möchten Sie gesund abnehmen, können Sie das langfristig ohne Diät, da das Infused Water keinen Zucker und damit keine Kalorien enthält. Die Früchte und Kräuter geben den Geschmack an das Wasser ab.

Das Wasser lässt sich gut vorbereiten. Um am nächsten Tag mit Wasser versorgt zu sein, können Sie bereits am Abend zuvor das Wasser ansetzen. Der Geschmack wird umso intensiver, je länger Sie das Wasser ziehen lassen.

Hier sind nun die Rezeptvorschläge für 14 Tage.

Tag 1: Zitronen-Gurken-Wasser

Tag 2: Apfel-Zimt-Drink

Tag 3: Ananas-Erdbeer-Limetten-Drink

Tag 4: Limetten-Orangen-Wasser mit Minze

Tag 5: Orangen-Granatapfel-Drink mit Gewürznelken

Tag 6: Himbeerwasser mit Rosmarin

Tag 7: Exotisch-scharfes Infused Water mit Mango und Ingwer

Tag 8: Möhre-Apfel-Ingwer-Wasser

Tag 9: Multivitamin-Infused-Water mit Kiwi, Mango, Apfel, Zitrone und Orange

Tag 10: Orange-Mango-Drink mit Limette

Tag 11: Kiwi-Brombeer-Drink mit Ingwer und Minze

Tag 12: Kiwi-Grapefruit-Zitronen-Wasser mit Ingwer

Tag 13: Pfirsich-Himbeer-Wasser mit Rosmarin

Tag 14: Cranberry-Apfel-Granatapfel-Drink mit Zitrone

Es handelt sich hier nur um Vorschläge. Sie können Ihre 14-Tage-Challenge nach Ihrem eigenen Geschmack abwandeln und die Varianten auswählen, die Ihnen am besten gefallen. Die Challenge bietet eine gute Gelegenheit, die verschiedenen Rezepte auszuprobieren.

Schlusswort

Einen wichtigen Beitrag zu einer gesunden Ernährung können Sie mit Infused Water leisten. Bei der Bereitung von Infused Water sind Ihrer Fantasie keine Grenzen gesetzt. Die verschiedensten Früchte, aber auch Gemüse wie Gurken, Tomaten oder Möhren, vielfältige Kräuter wie Minze, Basilikum, Rosmarin, Thymian oder Zitronenmelisse sowie Gewürze wie Ingwer oder Zimt können Sie verwenden. Die Möglichkeiten an Kombinationen sind schier endlos. Haben Sie die Rezepte in diesem Buch ausprobiert, können Sie schon bald die Rezepte nach Ihren Wünschen variieren und eigene Kreationen schaffen. Alle Rezepte sind sehr einfach zuzubereiten. Sie gelingen einfach immer. Innerhalb kurzer Zeit können Sie die verschiedenen Varianten zubereiten.

Sie sparen sich das Schleppen von Mineralwasser, da Sie Leitungswasser verwenden können. Mögen Sie es sprudelnd, können Sie einen Wassersprudler kaufen oder sprudelndes Mineralwasser zum Aufgießen verwenden. Mit Eiswürfeln können Sie das Infused Water an heißen Sommertagen kühlen. Die Früchte und anderen Zutaten können Sie mehrmals verwenden. Bis zu dreimal sind die Früchte verwendbar. Häufiger sollten Sie die Früchte jedoch nicht verwenden, da sie sonst keine wertvollen Inhaltsstoffe mehr enthalten und leicht bitter schmecken. Je länger Sie das Wasser ziehen lassen, desto intensiver wird der Geschmack und desto stärker ist die Wirkung für die Gesundheit. Im Kühlschrank aufbewahrt, hält sich das Wasser ungefähr 48 Stunden. Die Früchte können Sie essen, doch können Sie das Wasser auch von den Früchten abgießen. Möchten Sie beim

Trinken die Früchte oder Kräuter im Wasser lassen, sollten Sie einen Strohhalm verwenden.

In einer praktischen Trinkflasche ist das Wasser ideal zum Mitnehmen, beispielsweise ins Büro oder zum Sport.

Mit Infused Water fühlen Sie sich fitter und leistungsfähiger. Das Wasser spendet Energie ohne Kalorien. Sie stärken Ihr Immunsystem, da die Vitamine und andere gesunde Inhaltsstoffe der Zutaten an das Wasser abgegeben werden. Auch gesundes und langfristiges Abnehmen ist so ziemlich nebenbei möglich, da dieses Wasser keinen Zucker enthält.

Impressum

Hermine Treitner
Laxenburgerstraße 136/11/5
1100 Wien
Österreich / Austria

Gedruckt/Vertrieben und Verkauft via
Amazon.com, Inc. oder einer Tochtergesellschaft

42570041R00049

Printed in Poland
by Amazon Fulfillment
Poland Sp. z o.o., Wrocław